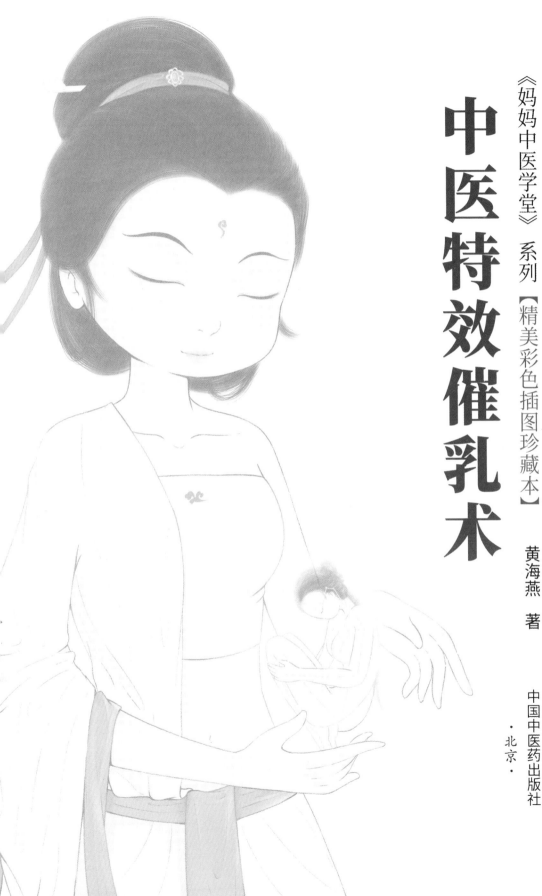

《妈妈中医学堂》系列【精美彩色插图珍藏本】

中医特效催乳术

黄海燕　著

中国中医药出版社

·北京·

图书在版编目（CIP）数据

中医特效催乳术 / 黄海燕著 . —北京：中国中医
药出版社，2021.10（2022.12重印）

ISBN 978-7-5132-7095-3

Ⅰ . ①中… Ⅱ . ①黄… Ⅲ . ①催乳—中医治疗法

Ⅳ . ① R271.43

中国版本图书馆 CIP 数据核字（2021）第 155441 号

中国中医药出版社出版

北京经济技术开发区科创十三街 31 号院二区 8 号楼

邮政编码   100176

传真   010-64405721

三河市同力彩印有限公司印刷

各地新华书店经销

开本 710×1000   1/16   印张 8.5   字数 85 千字

2021 年 10 月第 1 版   2022 年 12 月第 2 次印刷

书号   ISBN 978 - 7 - 5132 - 7095 - 3

定价   58.00 元

网址   www.cptcm.com

服 务 热 线   010-64405510

购 书 热 线   010-89535836

维 权 打 假   010-64405753

微信服务号   zgzyycbs

微商城网址   https://kdt.im/LIdUGr

官 方 微 博   http://e.weibo.com/cptcm

天猫旗舰店网址   https://zgzyycbs.tmall.com

如有印装质量问题请与本社出版部联系（010-64405510）

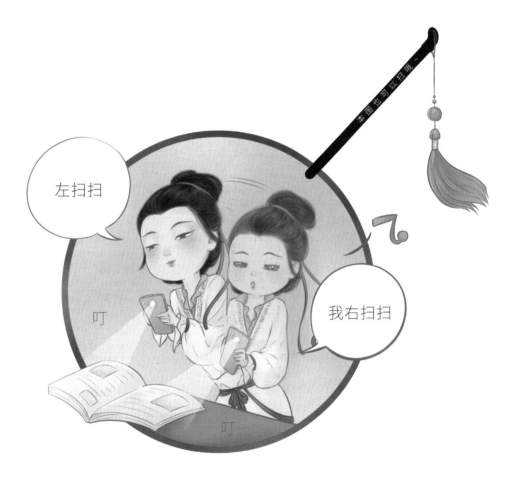

扫二维码畅享学习视频

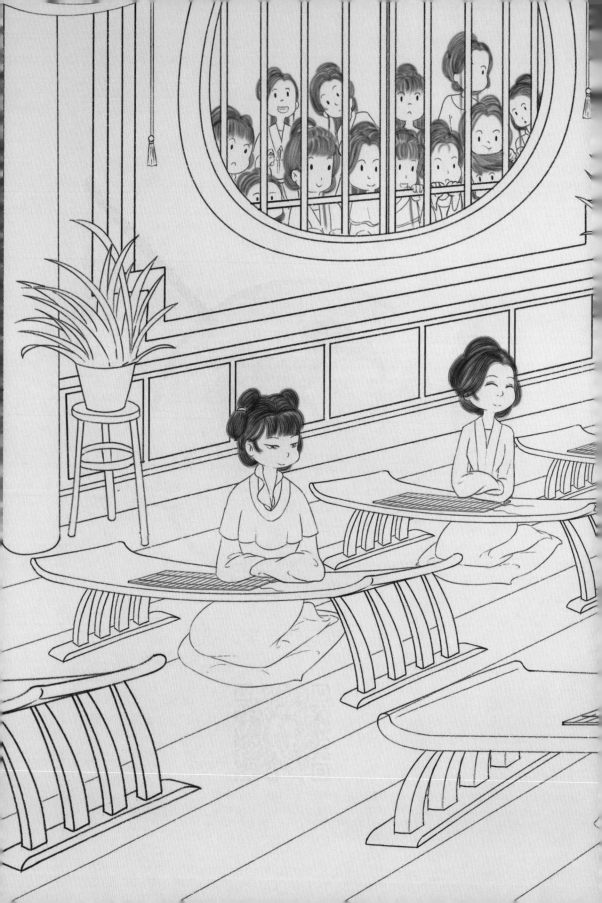

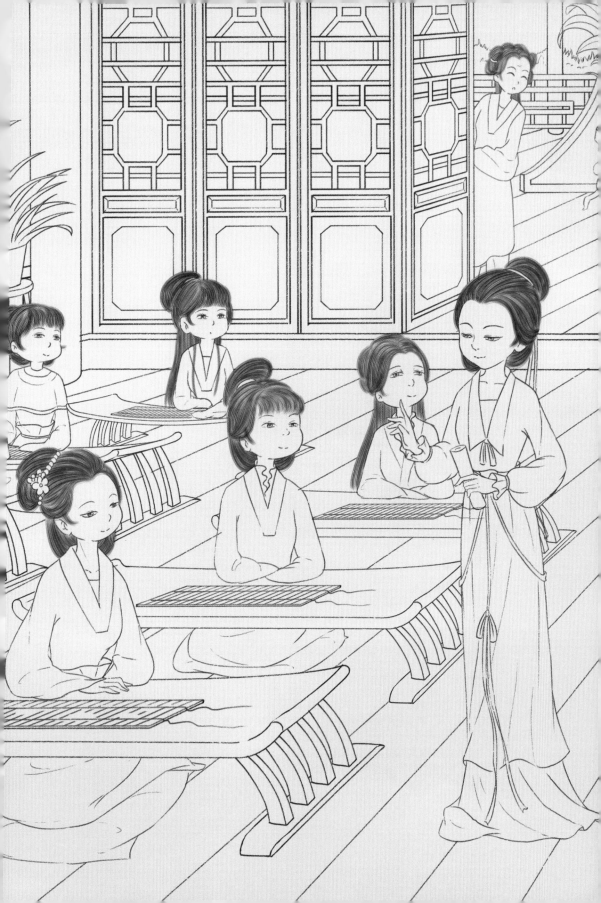

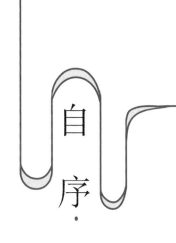

自序

　　催乳职业不可阻挡地孕育而生，是社会需求召唤来的，而催乳专业性的提升也必然是不可获缺的。催乳师只有做到专业医治、不误治、不延治、不瞎治，催乳诊疗有依有据、精准有效，医者胆大心细、自信从容，这样才能真正地让催乳行业服务于民、惠泽于民。现如今"催乳师"这个名词已不再是乳房按摩师的代名词了，随着这些催乳师对自己专业的热爱，以及自身的不断研究、不断提升，他们已然成为乳腺专业的治疗师，是产妇们哺乳期不可缺失的良师益友。为了不辜负这份神圣的职业，催乳师和我们这些医疗机构各科别的医生一样，渴求着更专业、更全面的催乳医学知识，但寻寻觅觅各大小书店中并没有一本真正讲述中医类催乳技术的临证实用书籍——里面包含着中医催乳辨证、催乳相关临证病案、灸催（艾灸）催乳、放血催乳、催乳师五步技巧及催乳师锦囊妙计等可供查阅学习的内容。这就是我写这本《中医特效催乳术》的"愿"，而"望"就是希望所有母婴从业者都可以从中获得自己的"黄金屋""颜如玉"。

　　以前的我只是铆着劲儿在线上为催乳师讲解中医催乳提高的技术，回复他们提的病例问题，不管每日待回复的信息有多少条，也不管回复到几点钟，我都只想着如何让他们专业医治、不误治、不延治、不瞎治，让他们有山可靠，不再孤立无援。后来，我从提到的问题中发现，对于他们来说，很多必学的中医催乳知识还是缺失的。我想，自己一个人的力量是微弱的，但是如果写成书，广为普及那就不一样了。既然是"催乳专业"，就让它真正地"专业"起来，不含糊，不糊弄，只有"专业"。

写书这件事我一直放在心上，但是忙忙碌碌，年复一年，似乎总是安排不出来时间，无法静下心来整理这本书。所幸休息一段时间，一边在线上为催乳师讲讲入门知识，一边撰写这本书。终于，课讲完了，书也落地了！

　　"妈妈中医学堂"系列书中除了这本《中医特效催乳术》以外，之前出版的《妈妈中医催乳入门》也是非常适合催乳师学习、打基础的，里面把自己临床十多年来对于催乳的各类病证都做了治疗总结，给出了自己的治疗心得和方案，包括催乳病证的诊断、辨证治疗、催乳手法、鉴别诊断、指导分诊、舌诊临证等几个部分。通过这两本书的学习，可以让催乳师在治疗时有了多重选择，也更加保障了治疗的效果，同时真实案例穿插其中，增强了学习的兴趣，也更易于记忆运用，可谓实用性、可读性很强的催乳书籍。

　　中医特效催乳术源于千古中医，并以中医整体观念为核心，不仅治疗哺乳期前后病证，而且其旨在于调理产妇阴阳失衡的体质。本书旨在把催乳引到大健康的路上，从而做到"治已病、治将病、治未病"。解放催乳师的劳动力，缩短手法按摩时间，运用医学的力量来轻松解决各类催乳中的病证，做到"不误治、不失治、不慢治"，以仁爱医德为最高心法，聚集正能量，为母婴大众带去福音！

　　书中如有不足之处，恳切希望广大读者及中医爱好者批评指正。

2021年3月9日

目 录

·第四篇· 催乳放血疗法特效应用

·第五篇· 催乳师的五步技巧

·第六篇· 催乳师的锦囊妙计

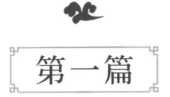

第一篇

"试玉要烧三日满，辨材须待七年期"
——中医与催乳

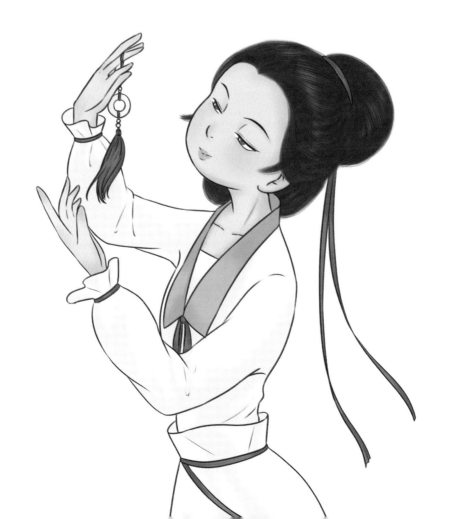

第一篇
中医与催乳

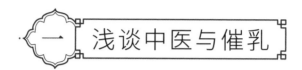

一 浅谈中医与催乳

　　中医学对少乳的认识颇早，在隋代的《诸病源候论》中就有"产后无乳汁候"，提出了津液暴竭、经血不足可导致无乳。《备急千金要方》列出的"治妇人乳无汁共二十一首下乳方"，其中通草、漏芦、瓜蒌等中药至今在临床上仍然沿用于催乳治疗。《三因极一病证方论》将少乳分为虚实两类："产妇有二种乳汁不行，有气血盛而壅闭不行者；有血少气弱涩而不行者。"这些古医书中对少乳的记载足以说明中医催乳的历史悠久。

　　少乳常见的病因病机有两种。一种是患者素体气血虚弱，又因产时失血耗气，或脾胃虚弱，气血生化不足，乳汁化生乏源，导致乳汁甚少或全无。这种类型的缺乳一般在家中自行补益催乳的较多，经各种高蛋白高营养催乳汤、催乳中药汤治疗后效果不明显时，才会找到催乳师做催乳治疗。

　　还有一种类型的缺乳是大家较容易忽视的，那就是肝郁气滞型少乳。患者常因产后抑郁，肝失条达，气机不畅，导致乳脉不通，乳汁运行不畅，故而少乳，很多人以为是化源不足，却不知产妇是有乳汁的，只是排出不通畅。临床上这样的病例并不少见，现在人们生活水平普遍提高，因虚而致乳少的产妇反而较少。相反的，很多产妇常告诉我们："昨天穿山甲，今天王不留，早上猪蹄汤，晚上鲫鱼汤，乳房胀痛特别明显，但乳汁就是下不来。"这样的少乳产妇舌苔常厚腻白或白黄，提示气机堵塞。如果盲目补益则会适得其反，越补患者乳房就会越堵塞，乳汁就越出不来，甚至出现胀痛感，最终乳汁就会收回，转为真性少乳。

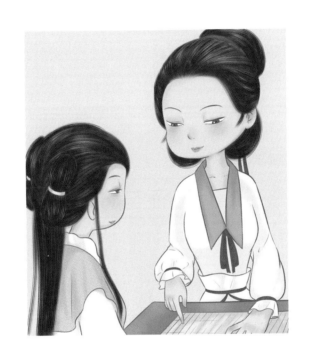

　　故而缺乳的诊断在中医诊疗过程中，一定要先明辨虚实。乳汁为血所化生，赖气以运行及控制，乳汁的有无、多少及排出情况均与气血有密切关系。故缺乳有虚有实，若气血虚弱，乳汁分泌障碍，内无乳汁可下，为真性缺乳，属虚；若乳汁来源本非缺乏，而由气机壅遏郁滞，管道不通，乳汁不能排出，则为假性缺乳，属实。临床诊断过程中首先要询问病史，虚证患者常有产时失血过多等病史，而实证患者多有情志不遂等诱因；其次要分辨乳房和乳汁

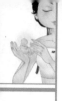

的情况，虚证患者通常乳房柔软，乳汁清稀，而实证患者乳房胀硬，乳汁质地浓稠。

另外，还有一种是衣物纤维堵塞乳络导致乳脉不通而引起的少乳、积乳、乳腺炎。孕期、哺乳期不注意文胸等衣物的质地选择和乳头的卫生，细小纤维脱落进入乳房，堵塞乳脉，致使乳汁排出不畅，也常可排出黑色、白色或其他颜色的颗粒物。国外曾有人对一批反复少乳、积乳的产妇进行乳汁检查，发现其中80%以上的人乳汁中有化纤纤维、羊毛等。因此反复发作的少乳、积乳、乳腺炎患者，我们在治疗上就需要格外注意乳房颗粒物的排出。

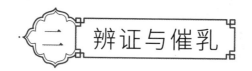

二 辨证与催乳

既然产后乳少有虚实之分，那么治疗时就不能一味通乳，而是寓通于补、寓通于疏，方获良效。虚则补之、实则疏之是中医的治疗大法，在催乳治疗时应遵循中医的治则，对于气血虚弱型以补益为主，肝郁气滞型以疏泄为主，但不论哪种证型，均宜佐以通乳之品或通经之穴。不辨虚实，不辨寒热是催乳之大忌，准确地辨证，催乳就能事半功倍，反之，就会无效甚至起反作用。

有一年冬天，我小徒弟的朋友产后乳汁不足，让我帮忙治治，可是因为她家在乡下，只能让我的小徒弟代为检查并传达，其中说到产妇情绪很不好，可能是肝气郁结。于是我就按肝气郁结定了个灸催方子给她用，结果七天后说是效果不明显，乳汁只增加了一点。我让其来门诊面诊治疗，结果通过四诊及病史收集才发现，产妇面色苍白，唇色不华，眼睑也较白，在生产时有过大出血，我这才恍然大悟：产妇是血虚引起的乳汁少，情绪不好是因为乳汁少不能喂养宝宝愁的，这只是表象，主要原因还是血虚。于是定了个补血益气的灸方，并配合食疗，为其做了情志调节疗法。三天后产妇乳汁开始恢复，七天后乳汁基本充足。两个月后产妇来找我，带了另外一个产妇过来做治疗，她神采飞扬地说："我现在的奶水宝宝都吃不完了……"我听完真替她高兴，因为她体质好了，哺乳也就不成问题了。

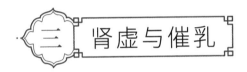

三 肾虚与催乳

肾主生殖，为先天之本，孕前、孕期、产后都与肾有直接关系，因此产后乳汁的多寡自然与肾有着紧密的联系。先天之本不足的产妇，乳汁下得迟，泌乳也较慢且少，产后恢复较缓慢；反之，乳汁在几个小时以内下来，泌乳较快且多，产后恢复较快。产后肾虚的产妇一般症状比较典型，肾虚表现明显，而产后短暂性肾弱则症状不明显，经过几天可恢复，乳汁虽有影响，但不会久，随着身体的恢复乳汁也就增加起来。之所以称它为肾弱，是因为产妇经过孕期肾高负荷的工作，再到生产时所负的职责，肾的功能有一个暂时性调整恢复的过程，不是真的虚。

而真的肾虚引起的少乳有肾阳虚、肾阴虚、肾气虚三种。肾阳虚俗称命门火衰，常有多次人工流产史、多胞胎、多产次、性欲减退或宫寒不易孕及痛经史等情况，表现为乳汁冰凉，记忆力减退，腰膝酸痛，或腰背冷痛，畏寒肢冷，尤以下肢为甚，或大便久泻不止，完谷不化，五更泄泻，或浮肿，腰以下为甚，按之凹陷不起，精神萎靡，面色白或黧黑，舌淡胖苔白，脉沉弱；肾阴虚俗称肾水不足，常有经少经闭，或见崩漏等情况，主要表现为乳汁热，腰膝酸软，两腿无力，眩晕耳鸣，脱发齿松，盗汗失眠，形体消瘦，潮热，五心烦热，咽干颧红，口干，尿黄，大便干燥，溲黄便干，舌红少津，脉细数；而肾气虚的产妇常有习惯性流产史、保胎史、早产史等情况，主要表现为乳汁自溢，自汗，腰膝酸软无力，带下清，小便频数清长，或余沥不尽，夜尿多，甚至咳嗽性尿失禁等。当然，因为治疗调理不当等原因也可出现肾阴阳两虚，症状错综复杂，辨证相对困难。

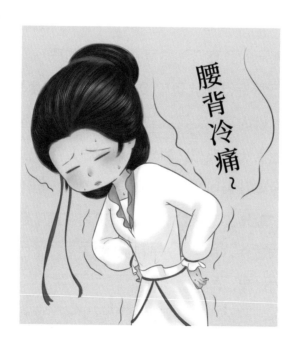

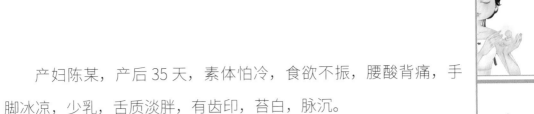

产妇陈某，产后 35 天，素体怕冷，食欲不振，腰酸背痛，手脚冰凉，少乳，舌质淡胖，有齿印，苔白，脉沉。

病因：脾肾阳虚。

治法：益肾补阳，健脾益胃。

灸方：膻中、神阙、太溪、足三里、涌泉、肾俞。

效果：3 日后乳汁足。

四 气血与乳汁分泌

气和血的关系非常密切。血的生成和运行，有赖于气的化生和推动，故称"气能生血""气为血帅"。产妇肾气虚弱，胃气不足，产程过长，疲劳伤气或产期失血过多皆会导致气血不足，中医认为乳汁为血所化生，而赖气以运行。气不生血，气不推动血，易致乳汁不足，喂养不够。有些产妇乳汁能喷射，但产奶量和频率不高导致哺乳不够，这是血虚为主、气虚为辅的少乳，重点以补血治疗为主，辅助补气即可。

产妇廖某，产后 15 天，顺产，面色苍白，少气懒言，双侧乳房软，肿块，挤出乳汁少许，乳汁自溢且汗多。

病因：气血两虚，乳管堵塞。

治法：益气补血，佐以通乳、食疗。

灸方：膻中、神阙、气海、关元、三阴交、血海。

效果：2 天后双侧乳房饱满，喷射出乳汁，5 天后乳汁足。

五　肾、脾胃与乳汁分泌

肾是先天之本，"先天"指禀受于父母，脾是后天之本，气血生化之源。先天之本不足，则后天之本养之，若先天之本不足，后天之本不养，则脾肾两虚，气血无以生化而产生少乳。临床上有的产妇先天禀赋不足，产后又出现脾胃不和，先天之本没有后天之本补之，结果乳汁少之又少，此类产妇恢复最慢。

六　肝、脾胃与乳汁分泌

肝主情志，藏血；脾主健运，思虑。产妇因情志不遂，郁怒伤肝，或饮食不节，劳倦伤脾，思虑过度而引起肝失疏泄，脾失健运，出现肝脾不和、肝气犯胃都会影响乳管的通畅，乳汁的生成及质量。

产妇王某，产后21天，剖腹产，面红，焦躁易怒，食欲不佳，乳房硬结疼痛，乳汁浓稠郁积成块，乳汁不下，脉弦，舌苔薄黄。

病因：肝气郁结，脾失健运。

治法：疏肝解郁，健脾通络。

灸方：膻中、神阙、太冲、乳根、足三里。

佐方：燕康情志催乳法，疏导心理，纠正哺乳姿势配以食疗。

效果：第 2 天双侧乳房通畅，喷射出乳汁，4 天后乳汁足。

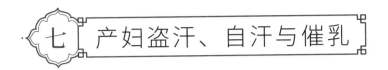

七　产妇盗汗、自汗与催乳

医学上将在醒觉状态下出的汗，称为"自汗"；而将睡眠中出的汗称为"盗汗"。

盗汗多由产后阴血耗损，阴虚体弱所致，可伴有低热或潮热、五心烦热，颧红，头晕，消瘦，疲乏不堪，尿色深，尿量少，大便干燥等阴虚症状。

自汗多由产时耗气，产后劳倦、作息不规律，气虚所致，可伴有神疲体弱、面色苍白、四肢乏力、头晕、动则汗出、语声低微、食欲不振、乳汁自溢等气虚的表现。

产妇黄某，产后 20 天，顺产，腰酸无力，少气懒言，汗多如雨，右乳房软，少乳，乳头凹陷，左房挤出乳汁较多，双侧均乳汁自溢。

病因：肾气虚，哺乳次数少。

治法：益气补血，佐以食疗，纠正哺乳姿势。

灸方：膻中、神阙、气海、关元、三阴交、血海。

效果：3 天后右侧乳房饱满，喷射出乳汁，7 天后乳汁足。

八 情志与催乳

　　肝之府在胁肋，肝主情志，因此当人生气、抑郁时，两胁肋会满闷，乳房自然也就会出现问题，比如乳房闷痛、刺痛等；肝病多犯脾，肝主藏血，脾为气血生化之源，乳汁又是由血生化而来，故产妇就会出现乳汁减少、食欲不佳的症状。因此乳汁的多与少以及乳房的各类疾病多与肝之气机，也就是情志有直接关系。

　　记得我接诊过这样一个产妇，产后 30 天，来诊时诉少乳，乳房硬块非常多且疼痛。我问产妇近来情绪如何，产妇说没事，又为其做了其他检查，没什么异样，就先按堵塞治疗，做了乳管疏通手法，配合点压东乳穴（经验用穴，详见第二篇"七'活用'七乳穴与东乳穴"），就让产妇回家了。结果半夜产妇打电话来说，晚上乳汁更少了，还更加疼痛，我立马精神起来，忙问：回家后有按我交待的医嘱做吗？产妇答：回到家就看到宝宝在哭，也没人管，和老公大吵了一架，所以没时间弄。原来产妇近期频繁生气，情绪不稳，休息也欠佳，清楚了乳汁减少的原因是生气造成的之后，我心平气和地安慰并耐心疏导产妇，让其先好好休息。第二天产妇来时，我在太冲穴上采用了强刺激，再为其做通乳手法，并嘱其配上疏肝理气的食疗。3 天后产妇便开始恢复乳汁分泌，产妇也意识到自己的情绪原来真的会影响到乳汁和治疗效果，之后的调理都非常配合，直至乳汁充足。

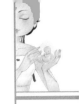

九　乳头扁平凹陷与催乳

　　乳头扁平凹陷与催乳其实说的就是哺乳姿势与母乳喂养的关系。很多妈妈认为乳头长成这样注定没有乳汁，就算有乳汁宝宝也吸不到，而我非常乐意接诊这样的产妇。因为在我看来，乳头的问题并不影响产妇的正常哺乳。

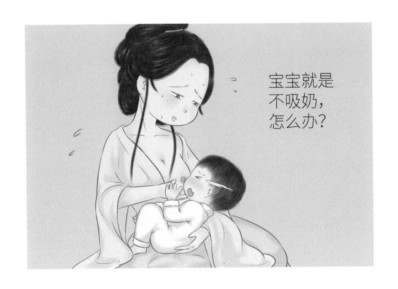

宝宝就是不吸奶，怎么办？

　　有一次到医院为一个产妇做通乳治疗，因为其乳头太短，宝宝不爱吸而涨乳。我为产妇通完乳，交待完事项准备离开，家人却不让离开，说是怕宝宝不吸又会涨奶。我便教其正确的哺乳姿势，后回到门诊。几个小时后产妇打电话来说："宝宝还是不吸，怎么办？"我赶到时，一家人都急得满头大汗，将产妇围得水泄不通，一个个都手忙脚乱。我二话不说上前抱过宝宝，一边安慰一边

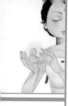

将宝宝侧身放在产妇身边，让产妇也侧身配合，当宝宝哭到嘴张最大口径时，顺手迎上，一口含吸在乳晕上。刚开始宝宝还会发出反抗的"喃喃"声，后来就乖乖地吸奶了，十几分钟便吸空了一侧乳房，睡着了。再后来产妇打电话来说宝宝肯吸奶了。

因此，乳头扁平或凹陷一定要纠正哺乳姿势，否则通乳是无用功，催乳也是一样没有效果。如果发现宝宝刚开始愿意吸吮，吸几口就哭闹反抗，说明这不是少乳引起的，而是乳汁不易吸出，可以把产妇背部夹脊穴附近的筋结都松解一下，然后马上让孩子吸吮，这样一般都能改善。

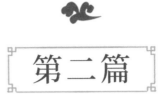

第二篇

"射人先射马，擒贼先擒王"
——催乳相关临证病案

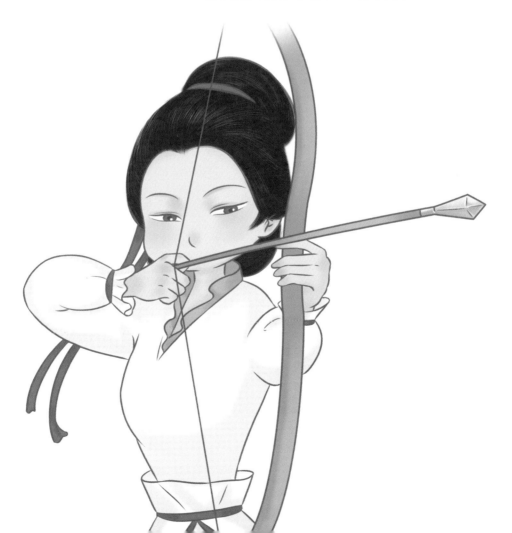

第二篇
催乳相关临证病案

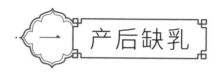
一 产后缺乳

患者陈某，1984 年 5 月生人，职业为店铺营业员，于 2015 年 6 月 8 日就诊于门诊，其主诉为产后乳汁不足 1 个多月，病史为产后 3 天生理性大涨奶，而后乳汁渐少，家中催乳下乳食品调养 1 个月后，仍不见效。通过望、闻、问、切四诊后，我了解到其现病史为每日给宝宝添加奶粉 300mL，乳房软扁，乳汁少，质清稀，乳汁自溢，腰酸不适，记忆力稍减，咬物无力，情绪可，食欲不佳，大小便可，睡眠欠佳，舌淡胖，有齿印，苔厚白，脉沉。为其辨证分析后，我认为她是生理性大涨奶未能及时让宝宝吸吮，泌乳反射建立不及时，涨回乳后又因产后肾阳虚，脾胃虚弱，乳汁未恢复。确定她是肾虚少乳，治以补肾养血，健脾通乳。穴位处方当时用了复溜、肾关、三阴交、足三里、太冲。并让其每日于下午 5～7 点用毛笔轻扫乳头 300 下，并少食多餐，勤哺乳，睡前排空乳汁，如宝宝没有吸空，需人为

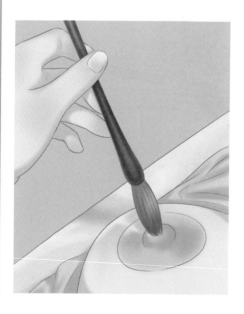

排出，才可促泌乳反射，每次哺乳前需脚踩有棱角的东西，一边刺激涌泉，一边哺乳，注意劳逸结合，调节情绪。

另一患者亦姓陈，是前面那位产妇的姐姐，生年为 1981 年 8 月，是位名副其实的家庭主妇，贤妻良母。于 2018 年 3 月来诊，其主诉为产后缺乳两天。

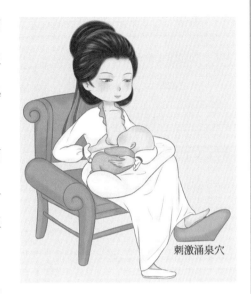

刺激涌泉穴

通过细致的四诊合参后，我了解到产妇脾胃素虚，消化吸收不佳，孕期气血不足，产时产程过长，出血较多。产后由于恢复较慢，宝宝吸吮较少，乳房一直软扁，乳汁不足，食欲不佳，乳汁自溢，全身乏力，汗多，大便软稀，睡眠不足，且神疲，面白少华，舌苔白，有齿印，脉虚弱。综合辨证分析为脾胃素虚，气血生化之源不足，复因分娩时产程过长，伤气耗血，以致气虚血少，乳汁不足。诊断为气血虚弱型少乳，治法以健脾补气，养血下乳为原则，先点揉脾俞、胃俞后，再行合谷、足三里、阴陵泉、三阴交针灸治疗，并交待其忌食太过油腻不易消化食物，如猪蹄。另，下午 5～7 点自行艾灸涌泉 30 分钟，勤哺乳，多休息。

除了上面这两个少乳案例，乳汁自溢也会导致乳汁不够宝宝吃，一般临证表现为乳汁自出，质清稀，量或多或少，乳房软而无胀感，神疲气短，面色苍白，舌淡苔薄，脉象细弱。大多是产后气血虚弱，中气不足，胃气不固，乳汁失约，故而乳房软，乳汁自出，质清稀。流出的乳汁多或少和气血有关，血虚则乳汁乏源而量少，气虚则摄纳无权而量多，中气不足则神疲气短。

面色苍白，舌淡苔薄，脉象细弱，为气血亏虚之证。治疗用合谷、三阴交补气血，再加足三里佐以固胃摄乳，但是需注意的是未婚妇女出现乳头溢液，不属此方法治疗范围。另外，若产后乳汁充足而自出，其乳汁正常，乳房丰满，不应作病态处理。

二 和月经抢气血

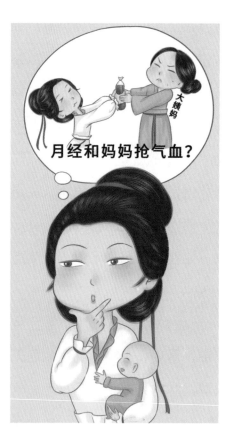

每每说到"和月经抢气血"，就有人问我："什么是抢气血？有什么效果？怎么做？"抢气血的治疗是我在十几年的临证经验中总结出来的疗法。它指的是在哺乳期由于月经来临导致气血不够分配，乳汁骤减后形成的少乳问题。顾名思义，抢气血"抢"的就是月经的气血。很多的哺乳期妈妈都有这样的烦恼，哺乳期乳汁本来就不多，月经一来，就更少了。其实，哺乳期一般没有月经，那么为什么有的产妇哺乳期会来月经呢？首要的原因就是泌乳反射减弱，哺乳次数减少或不规律，这类病例的问诊中，都能收集到由于不当的哺乳方法导致泌乳反射减弱的病史。

"哺乳期的气血调度：气将血向上推送至乳房化生乳汁，一切以哺乳为主……"读透《妈妈中医催乳入门》中"女子各期气血的特点"这个章节的知识，为什么有的人哺乳期会来月经就有了答案。哺乳期主管气血调度的是肾、肝、脾三脏，气将血向下推送，就会形成月经。如果因为产妇不当的哺乳方法或不规律的哺乳次数导致泌乳反射减弱，就是在模拟断乳后机体的气血重新调度的状态，月经就会来潮。但此时泌乳反射不是中断，只是减弱，只要抢气血及时，就可以让下个月月经不见踪影，乳汁恢复。如果产妇没有泌乳反射减弱的诱因，是因肾气不足，肝血不藏，脾气虚导致气血向下行，也会出现月经来潮而影响乳汁的质和量。当然，如若泌乳反射减弱的同时又有体质上的问题，那抢气血的治疗无疑就增加了难度。无论怎样，如何把泌乳反射提高、增强并稳定，将这三脏调理到正常，将气血向上调度到达乳房转为乳汁就是我们要做的紧要事。我们都知道泌乳反射与肾相关，肾主脑生髓，脑是主管着泌乳反射的，所以泌乳反射的增强可以从调肾入手，同时肾虚后泌乳反射也会减弱，所以除了调肝脾以外，大家常忽略了补肾才是抢气血的首要条件，也是关键点。不能只想着怎么补气血，怎么吃补品，怎么做手法催乳。不管什么特效的疗法，医者都需要做到胸中有竹，治中有意，这里说的"意"指的就是"靶心"目标，"不知其义而治之谓之匠工，不知其意而治之不能成为神工"。大家若能

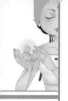

参透其中之玄机，在学习中医知识的道路上必将开辟出新的天地。

　　下面和大家分享的这个案例，就是用抢气血的治疗理论来实现催乳增乳，并让下次月经不再"光临"。产妇为二胎顺产早产，是一位38岁的老师，先天禀赋不足，体弱多病，孕后期先兆流产，保胎治疗维持到生产。产后50天再次见血，疑是恶露又来，其实是月经来临，这是在后来两个月的时间里才得到的验证，因为月经按时如期而来。来诊时已是产后3个多月，除了产后50天来过的一次，后来又来了两次月经，在第3次月经正当期时找到我。通过一系列的检查和四诊合参后，可以确定产妇是因宝宝在保温箱中，未亲自哺乳，乳头的刺激不够，排乳不彻底、不规律，导致泌乳反射减弱，又因其肾气不足，肝脾也受累，属于抢气血较难的病例，但是因产妇母乳喂养的意愿强烈，配合度极高，又是月事正当值，正处于抢气血的治疗时机，故不多考虑，为其做了以下治疗。

　　（1）人为增加哺乳次数，刺激泌乳反射的增强。

　　（2）饮食按七日催乳汤调整，并加餐不加量，有了泌乳的动力却没有营养转化乳汁，就像锅修好了，没有下米一样，也是不能成功的。

　　（3）点揉穴位：膻中、乳根、少泽、气海、合谷、三阴交、公孙、涌泉。再行乳头乳晕疏通，并彻底排乳。

　　（4）同时服用补中益气丸调养中焦之气，助气血上行。

　　抢气血的最佳时机其实是第一次来经血的时候，一般成功率可达90%以上。这个产妇虽不是最佳时机来治疗的，但是配合度高，加上辨证准确，最后达到的效果也相当满意。

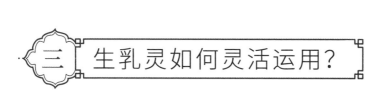

三 生乳灵如何灵活运用？

生乳灵是一个民间偏方，我最常使用，可能也与产妇都比较喜欢纯食材的催乳方法有关吧。这也是我的治疗习惯——选择对产妇最小的伤害，恰到好处地治好病——也是每一位医者内心要秉持的。当然，治疗方案不可能这么单一，往往还是多种治疗搭配才能效果快、疗程短。

有这样一位产妇，她的经济条件不好，但是乳汁少，总要添加奶粉，而"毒"奶粉事件在那一年被频频报道，焦虑担忧的她便找到我寻求帮助。经过四诊合参后，结合她的症状、恶露情况和舌苔诊断为气滞血瘀，气血不养，无以生化。家属不让产妇服用中药，又没有时间和经济条件做疗程治疗，于是建议她服用生乳灵。这个方子本是一天的量，为了可以减少经济负担，酌情改为此服用方法：炮山甲 12 克，胡桃仁 4 枚，红糖 30 克，其中胡桃仁连壳炒一下，去壳取仁，共捣如泥，饭前空腹服用，每日 3 次，在产妇乳汁较少的时间段安排服用，连服 3 天，以后再作为零食辅助催乳。果然效果显著，不负众望。

对于愿意服用中药的产妇，可以让其配合生化汤一起治疗。生乳灵中炮山甲可以用到 30 克，胡桃仁 11 枚，红糖 20 克，将炮山甲和胡桃仁共打成细碎，再和红糖放在一起，加入水一大碗，隔水蒸至糖化，大约需要 30 分钟以上，过滤药渣后饮汤汁。留下的药

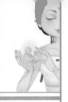

渣下一次只需再加红糖和水，再蒸取汤水饮之即可，早晚各 1 次，连服 7 天，第七天吃下核桃，乳成。当然，整个哺乳期也可长期作为点心辅助催乳，保证乳汁的营养和充足。

需要指出的是，穿山甲应用于催乳治疗，暂无满意的替代品。但由于穿山甲系国家级保护动物，2020 年版《中国药典》已删去此味药，故而本书中所提及处皆以王不留行、皂角刺替代之。

四 虚不受补的催乳

产妇王某，女，27 岁，主诉乳汁缺少已月余。

现病史：原来脾胃虚弱，身体瘦弱。产后乳汁不多，复因饮食所伤，腹胀食少，大便溏薄，乳汁渐少，至今已极少。现乳汁清稀，乳房柔软，无胀感，伴神疲乏力，面色无华，舌淡苔少，脉细弱。

曾治史：多种通乳和补养之品使用无效。找中医开过气血亏虚的八珍方无效，又因服用补益脾胃的中药方而出现腹胀食少进而加重少乳。

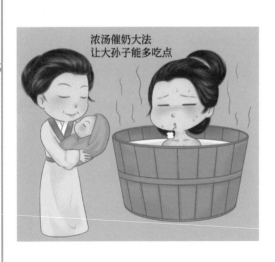

辨证：脾胃虚弱，化源不足之气血亏虚型缺乳。

治则：首先补益脾胃，待脾胃虚弱症状明显好转，再与补益气血之法交替施治，最后单用补益气血之法直接补气血。

取穴：第一至四天，点按揉脾俞、胃俞，用补法；第五至八天，脾俞、胃俞补益，再加补合谷、三阴交，泻间使，二方交替使用；第九、十天，直接补合谷、三阴交，泻间使。

效果：第四天腹胀食少和便溏明显好转，乳房稍有胀感；第八天，脾胃虚弱症状已好，乳房有胀满感，乳汁增多；第十天，乳汁明显增多，已够哺乳。

按：本病的妙处在于治疗用穴的先后，前面的医生开中药方虽然辨证准确，治则无误，但是在治疗时中药和穴位却直接补益气血，足三里直接施补，易滞胃纳，故加重腹胀乳少。正确的治疗顺序为先补益脾胃，待脾胃虚弱好转，再与补益气血之法交替施治，最后单用补益气血之法，直接补气血来化生乳汁。

五 "大奶牛"妈妈如何减乳汁

只有少乳才是哺乳期妈妈们的烦恼吗？不是的。因为乳汁过多而每日辛苦排乳汁，乳房经历着反复堵塞、肿块、疼痛，焦虑担忧的"大奶牛"妈妈所承受的痛苦，亲人和催乳师们最能感受到。

记得曾有一对姑嫂在同一个月坐月子，小姑子因为乳汁不足找到我，因为还在月子中，出诊为其治疗，在少乳治疗的第三天，乳汁增加的情况已经较为满意，小姑子终于展开笑颜调侃道："要是我嫂子的奶给我一半，我也不用受这个苦了。"我抬头望去，一个

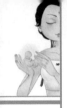

疲惫的背影孤坐在床头边，低头正挤乳汁。我走过去了解情况才知道，她月子还有8天就结束了，但是已经得过3次乳腺炎，积乳堵塞的次数数都数不清，只知道自己每日都在当"挤奶工"，身上哪里都酸痛，疲累不堪。她说："幸运的是宝宝吃饱了就睡，真的很给力。她好像知道我需要时间挤奶一样，总是把时间让给我，但是我还是累得像泥一样。"她看看宝宝，又接着说："要是忘记挤奶，懒惰休息，就会受到更严重的惩罚。"我点点头，她很自然地抱起小姑子的宝宝哺乳，接着说："幸亏这里还有一个小家伙需要喂奶，我再多喂两个宝宝都没有问题。"她望向小姑子说："只是这样的话，她的奶水会越来越少。"听到她把"挤奶工"当成是一种惩罚，我能体会到她是真的痛苦，这样焦躁的情绪对乳房无疑也是不利的。

　　我坐在她的身侧听她接着倾诉，坐在身侧可以让她感觉更自在，我深知一个正在倾诉的人不能被打断，她多么希望有人安慰，也许是因为我搭了她的肩膀，她突然不说话，放声哭起来，委屈一下子全倒了出来。这时，我知道情志疏导的机会来了，在取得她的同意的情况下，让她躺下来做了细致的检查，她很配合，像个孩子一般。我一边检查一边进行心理疏导，并做了极泉的按摩和太冲呼吸法，她平静很多，心情也慢慢舒畅起来。根据她的乳房青筋暴露，硬结如石头，左乳房外上象限有红晕，舌红绛苔黄腻，我推测应是脾胃积热且亢盛致乳汁生成过多，肝经气郁化火，热迫乳汁妄行，阳亢热盛、阴阳失衡才使泌乳反射亢奋，又常排空乳汁，多喂哺一个孩子，泌乳反射进一步增强。治疗的方案就明晰了，用曲池、合谷将胃之热由大肠泻出，再加三阴交调和脾气，光明、足临泣回收妄行乳汁，太冲、极泉疏导肝之气机，气顺则火自降。同时配合七乳穴放血，为其阳亢热盛之邪找到一个"泄洪口"，这样坚持做了 4 天，产妇基本恢复正常乳量。

后来才知道她情绪不佳是因为家人无法在身边照顾，和小姑子商量着住在一起，她们俩相互照应着坐月子，要我说她们真的是一对"好姑嫂"。

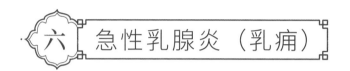

六　急性乳腺炎（乳痈）

产妇黄某，1988 年 12 月生人，是当地小有名气的网商，于 2019 年 10 月 11 日来诊，其主诉为右侧乳房外上方肿胀疼痛，乳头痛，发热 1 天。患者因 1 天前生气后发现右侧乳房外上方胀痛，肿块，乳汁吸出不畅，乳头痛，自行热敷

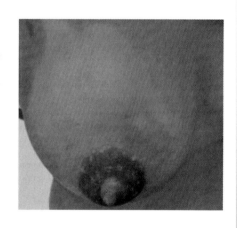

无效，晚上开始发热，38.9℃，头痛，头晕，全身无力，食欲下降，乳房外上象限皮肤微红，皮温稍高，乳头红，面红，舌苔薄红，脉弦数。

其辨证分析为忧思忿怒，肝郁气滞，邪犯肝经，气机不畅，结于乳房内，郁而化热。治以疏肝理气，通乳清热，选择极泉、太冲、足临泣治疗，极泉五个方向做透，太冲和足临泣点按 1 分钟后，在患侧手臂做七乳穴放血。嘱回去后清淡饮食，忌食辛辣刺激

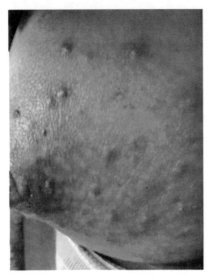

热补食品，催乳汤水暂停两天，情绪疏导，注意劳逸结合，多出门散心。第二天来诊，产妇已基本痊愈。

另一产妇邓某，28岁，顺产，产程短。产后35天来诊，通过望问触等症状收集，发现产妇精神亢奋，两目充血，面色通红，烦躁不安，声高喜动，形体展，多梦，小便可，大便硬，恶露正常，情绪焦躁易怒，反复发热，体温最高39℃多，乳房多处硬块，红肿热痛，排乳不畅，胸闷胁痛，呕逆纳呆，苔薄脉弦。

辨其为实热证，落肝脏，治疗以肝经为主，肝胆相照，胆经必配，再别通大肠经，另加心胆相通的心包经、心经也分别有穴位搭配。穴位用太冲、期门（肝经），曲池、合谷（大肠经），肩井、足临泣（胆经），再加入心包经的内关，心经的极泉。手法为其疏通肿块，再排1/3的乳汁，如果肿块红肿不可触碰或是无法排出乳汁不用做手法，以免对乳腺组织造成二次损伤，不利于其恢复。

放血疗法首选在心包经的七乳穴，有发热加大椎、耳尖放血。配合柴胡18克、王不留行10克、橘核25克、丝瓜络6克煮水喝，一天两次。共来诊5次，痊愈。

由于对急性乳腺炎的肿块分期不能了然于胸，导致催乳师们在治疗时常常不知所措，频繁更改治疗方案，因为错误判断肿块所处时期而盲目承诺治疗时间，影响了患者的治疗信心，也让自己进退两难，口碑建立困难。

急性乳腺炎在不同的时期其治疗的难易程度不同，因此，不是所有的急性乳腺炎都是一样的治疗方法，也不是所有的乳腺炎治疗疗程都一样。催乳师在掌握了急性乳腺炎的分期后，就可以准确地分析病情给宝妈，大概的疗程时间心中有数也就不会慌乱无章而反复更改治疗方案，患者的配合度也会更高。患者了解了自己的病情，也就会耐着性子治疗，不急不躁地信任配合了。

催乳师掌握急性乳腺炎的诊断是非常重要的，如果不懂装懂勉强做了，则口碑损坏，得不偿失。如遇急性乳腺炎已化脓、反复发作的急性乳腺炎、非哺乳期乳腺炎、小叶增生、不明肿块等，催乳师应站在专业的角度建议产妇到医院就诊，这样产妇也会感谢你的正确诊断让她得到了及时的治疗。催乳师要有自我保护意识，同时也要有职业道德和原则。

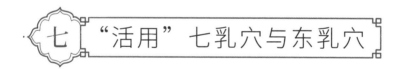

七　"活用"七乳穴与东乳穴

七乳穴是在 2009 年本人首次在语音直播课上和全国各地的中医爱好者分享的一个用穴经验。七乳穴是我治疗乳房各类型病症最喜欢用的穴位之一，最初的发现是源于内关穴可以调理治疗乳腺增生、乳痛。内关是心包经的穴位，"诸痛痒疮皆属于心"，心包经从胸走手，乳房是其经脉所出之处，如网撒于乳房，循胸出胁，上抵腋下而行于手太阴和手少阴之间，在胸部有分支连于心包，上下络

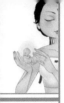

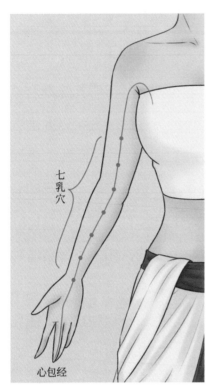

七乳穴

心包经

三焦。

在临床中治疗哺乳期的乳房问题，心包经是我调理的重点，哺乳期的正乳及副乳红肿热痒，堵塞，胀痛刺痛，胁肋两侧胀满不舒，也是此经的不畅导致，但是就内关穴治疗调理一条经络，感觉力量远远不够。乳腺炎多由毒热蕴结所形成，与肝经、胃经、心包经密切相关，如果用内关去搭配肝经、胃经、肺经等穴位可以取得快速的疗效，那么心包经的那条连于上下三焦的分支是否是关键？三焦分为上焦、中焦、下焦，分别属于心肺、脾胃、肝肾，乳痈热毒从心火、肺热、胃火、肝火而来，快速地让热毒有出处，就可以快速地解决乳痈的各期发展症状，从而达到加强清热解毒、消痈散结止痛的作用。于是从心包经上我开始随机地做几个放血的点，循经而刺，效果加倍不少。后来，收集大量的病例，学习总结经络穴位的运用，发现经络每隔一寸是一个经气聚集的微小点，热从这个点泻出最佳。为了方便找到这个一寸的比量，我遵循中医经络定位的同身寸取穴法，常用患者自己的小手指来作为一寸比量心包经上的七个放血点，效果又加倍，立竿见影。

至于为何是七个点，不是八个九个，这就要从用穴习惯来讲了。女子属阴，男子属阳，所谓男单女双，七为单数，用阳制阴，则选七个穴位点来制约本属阴的女子的阳盛热毒是最合适不过了。

七乳穴适用于乳房硬肿疼痛，如积乳、乳痛、生理性胀乳、增生等，尤其对乳房软无肿块而刺痛者效果佳，其功效为清热解毒、消痈散结止痛。

陈某，产后 2 日，因左乳头凹陷，婴儿不喜吸吮，致乳汁郁积，左乳硬肿胀，求诊。请我至其家中，见产妇被家人架着肩膀，痛苦不堪。即以放血针法刺其双臂各七针，手法排空乳汁。次晨痛已见轻，3 天即愈。

魏某，女，28 岁，断乳不当，右乳房外上象限红肿硬结疼痛，求诊。用放血笔于右侧手臂心包经按上法点刺并挤出少许血液，没用任何药物，第二天即愈。

具体的取穴方法是：让患者平卧于床边，手掌心向上放置，将手臂阴面充分暴露平放于床边，从手掌腕横纹正中点开始，以患者自己的小手指全长作为穴位的一寸，用棉签量好截断作一个标尺，这里要注意的是有的女性会留长小手指的指甲，而这个指甲超出小指指腹的长度，就不能算进这一寸的长度。细心的人已经发现，第一个穴位是大陵穴，对的！这是七乳穴里唯一和十二正经中的穴位重叠的点，接下去的穴位点只需循行于心包经往上量取，每一寸一个穴，共七个穴点就可以了。需要注意的是第一个穴点大陵不可取错，起点错了，后面就会跟着歪了，且大陵穴处常有细小静脉攀过腕横纹，如刚好在大陵穴上，则避开这条静脉定位，定位时对比一下是在静脉的左侧还是右侧，避开穴点更居中，则选择那一侧避开定点。比量到肘部时，要依着曲泽穴来判断自己的取穴是否还在心

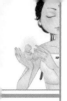

包经上，有无偏移，再接着往上比量定位第六个和第七个穴点。放血工具一般用一次性采血笔，针头短，无菌，出针迅速，痛感小，不易折弯，避免交叉感染。

七乳穴在应用及时、辨证准确的情况下，可以有效地预防积乳发展为乳痈，也可以遏止早中期的乳痈继续发展为脓包块，避免包块遗留或破溃，甚至需要手术治疗。七乳穴点压时，以酸胀为度，让经气激起后，再行放血，不但效果更佳，且疼痛更轻，患者也有一个心理准备。一般轻的病症只做患侧手臂，重的双侧手臂都要做，轻的做一次，严重的连续两次。如果碰到更严重的患者，病邪正盛，热毒交错，高热反复，则可以第一次双侧都放血，第二天患侧先放，次日再放健侧，病邪控制后，热退，乳房红消，则可隔日操作，或隔两日再巩固。

我们来具体讲解一下七乳穴的辨证用穴，如产妇因情志抑郁化火，火热之邪内侵，过食辛辣刺激食物、温补之品，久蕴化火导致心火炽盛型肿块，则用七乳穴放血，配合太冲、中极、通里、内关、极泉点按；如产妇因外感风热入里或风寒之邪入里化热，蕴结于肺所致肺热炽盛型肿块，则用七乳、曲池放血，配合大椎、风池、中府、手三里、液门、鱼际点按；如产妇因过食辛辣温燥之品化热生火或情志不遂而致胃火炽盛型肿块，用七乳、内庭放血，配合肩井、太冲、曲池、二间、合谷点按；如产妇因情志不畅，忧思郁怒或用眼过度、熬夜导致肝火旺盛型肿块，用七乳穴、太冲放血，配合阴陵泉、期门、内关、行间、极泉点按。

还有一个常用的穴位东乳穴也在心包经上，急性乳腺炎早期或回乳时我更喜欢用到此穴，其位置在曲泽穴与大陵穴之间，正中点处即是。轻者仅点压患侧穴位即可起效，重者需进行刺络放血。

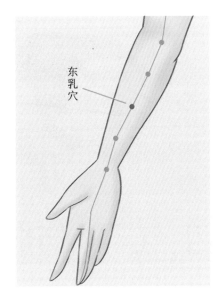

东乳穴

这里讲个案例。张某，产后45天，因天气转冷，产妇懒得起来哺乳，而致乳汁淤积成块，红肿硬痛，烦躁不安，因其家在乡下，半个小时后方才来诊。检查后，为产妇针刺东乳穴至酸麻胀，2分钟后患者就大呼惊奇，握着老公的手说不痛了，并破涕为笑。离开时嘱定时排乳，第二天产妇没来，回访已痊愈。

按摩排空乳汁的手法一般是在放血后操作，手法轻柔，使乳汁畅通，乳房要保持清洁。如积乳已包裹，变质乳汁无法从乳头排出，则不用手法按摩，以免伤及管道，导致热毒扩散。已化脓者，配合医院抽脓治疗。产妇如果兼有发热，症状严重的硬肿块最好建议让其去医院做治疗，以免贻误病情，造成不良后果。

八 情志催乳法的运用

对于情志失常引起的各种产后病证，在多年的临证治疗过程中我总结出了方法，效果常常令人感到意外。记得有一次到医院去帮助一位急性乳腺炎的产妇，产后刚两天，因妊娠期高血压产后还未

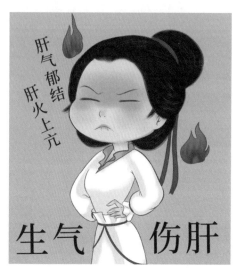

恢复正常，还在 ICU 病房观察，宝宝吸吮有力，产妇哺乳也积极。只是乳房莫名刺痛，但无肿块，伴随有胸闷、喜叹息、两腋胁下满闷不适、头晕等症状，且膻中穴、太冲穴轻触即痛，遂诊断为肝阳上亢，气机逆乱而成乳刺痛证。为了将郁结于乳房内的肝之燥气从足部太冲赶出，先为其做了膻中穴的点揉 2 分钟，产妇瞬间感觉全身舒畅，心情愉悦了许多，再配合情志催乳法，约 3 个呼吸周期，乳房的刺痛感就渐渐消失，到我离开时，产妇的刺痛感已经感觉不太到了。这是我临证中最喜欢使用的疏肝理气方法，适用于不良情绪所致肝火上亢、肝气郁结，以及熬夜伤眼等引起肝失条达、肝经瘀堵的病证。

我想看到此处的你肯定想问：具体怎么操作呢？是的，我下面来说说操作流程和心得。一般在接诊到需要运用情志催乳法的产妇，我不会太刻意去提醒产妇说我要做情志调节治疗了，就好像给小孩子做"桡骨小头半脱位"的复位一样，在家长把孩子抱到面前，逗他抬手拿笔检查手肘部关节时，心中确定是半脱位后，就同时把复位操作完成了。家长往往都会诧异并疑惑地看着医生：治疗结束了？是的，孩子已经可以抬手拿笔了。这也是情志催乳想要达到的效果，在和产妇聊天的过程中一边开导一边开始做情志调节前预热谈话，其实相当于心理医生的角色，为的是找到肝经郁结的原因，问的时候不要太直接太刻意，应从聊天中去引导和发现问题，当心理疏导告一段落后便可让其家属离开，告知其需要一个安静的治疗环境。如产妇的情绪问题是家庭矛盾引起的，有时可先把主要矛盾人留在现场引导调节，但催乳师的立场一定要坚定中正。比如，夏天炎热的天气里，因老人为宝宝穿的衣服太多、包太紧而起争执，久而久之肝气郁结犯于乳房，如气胀在内，必然引起乳房、乳头痛等一系列催乳问题。这时，我们应以专业的角度分析如何做更合理更科学。一般矛盾的双方都有共同的美好动机，那就是为宝宝的健康成长好，所以这个问题一般都能得到较好的解决。当心理疏导结束后再支开主要矛盾人，帮助产妇建立母亲角色。

具体的操作流程是这样的：先一边聊天安抚产妇的情绪，似有目的又没目的地聊话题，注意你是引导者，还是要有主线的，别聊偏了；一边点揉双侧太冲穴，一两分钟后，用温和的语言让其配合深呼吸："您现在配合我做一下深呼吸，慢慢深吸一口气，吸到底再加吸两口气，感觉到胸腔充满正气，清气，然后徐徐呼出，呼出所有浊气。好，我们现在开始……"产妇刚开始做第一遍时大多跟不上节拍，当她在做第二遍时一般就会配合得很好了，我们可以适当鼓励产妇，并告诉她需要做三个呼吸周期。在治疗的过程中，可以让产妇用手轻轻拍乳房或揉乳房疼痛处，使病灶邪气和治疗穴内正气相遇、战斗。

情志催乳法其实就是利用一呼一吸配合肝经的太冲点按，来调顺上焦逆乱的气机，使胸部的经络气血通畅，达到治疗效果。不良情绪、作息紊乱和用眼过度导致肝经气机不和，对乳房的影响是很大的，这些不可控因素成为了治疗的难点，我们需和产妇交流沟通，耐心讲解。操作次数一般为1日2次，早晚治疗，严重者可1日3次，早中晚治疗，除第一次外，其余的可以交给产妇自己做。

九　乳头吸吮后牵扯痛如何处理？

有的产妇在哺乳时乳房会产生莫名的牵扯痛，宝宝不吸就会消失或好转，往往催乳师碰到这样的问题是最头疼的，其实出现这种症状大可不必烦恼。我刚入催乳这行，第一个产妇是通过别人介绍的，她家在很远的乡下。催乳过程中，产妇表现得特别焦躁易怒，家里的气氛也不太好，我通过问诊得知原来她的婆媳关系处得不好，一到喂奶时间，婆婆就站在旁边指着乳房说，这么大个乳房怎么没奶？产妇郁闷得很，不爱说话，坐着也想哭，结果乳汁越来

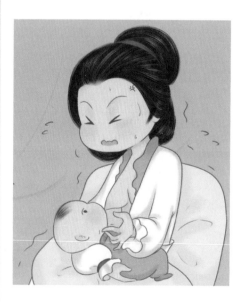

越少。观其舌苔薄黄，号其脉弦，我心里清楚，这是肝气郁结引起的少乳。于是为了避免将来哺乳时婆媳再生不和，我做完催乳手法，配以肝气郁结的灸催方和情志调节法，嘱咐家人以后哺乳时，不要有人打扰，给宝宝一个安静的环境"用餐"。后来这个产妇乳汁恢复，打电话前来

报喜，但同时产妇也说，最近乳房被宝宝一吸就痛，拉扯得刺痛，自己食欲也不好，每次都是强迫自己吃饭。我心想，可能是前面肝气郁结，加之产妇本来脾气不好，肝病必犯脾胃，食欲自然下降，肝主筋，当然也就有抽痛感。于是我嘱产妇来门诊治疗，为她灸了疏肝解郁健脾胃的穴位，建议其进行食疗：将柴胡 12g、杭白菊 12g 加入食汤中顿服。一天后产妇症状就缓解了很多，三天后就好了。病情严重的产妇可有口苦、胸闷的症状，还可以配合开背手法，以肝俞、胆俞、心俞为主。

十　拍腋下极泉催乳与通乳

有很多催乳师总是埋怨自己的身体不太好，手法按摩累，排乳时间长，腰酸背痛，身体本来较差的人还会觉得力不从心，工作精神状态不佳。想要缩短机械性的按摩时间，只需把导致乳房堵塞的经络先调顺畅，再做手法就会事半功倍了。

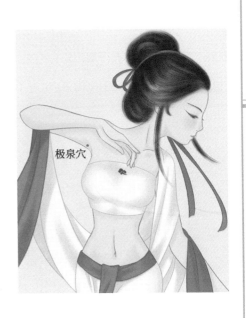

极泉穴

记得曾经有一个患者是来治疗"妈妈手"的，也就是我们常说的弹响指、腱鞘炎，因为宝宝不好带，抱不离手，痛苦万分。为其做了对侧阳陵泉的放血和疼痛部位的艾灸，在找到灸感后，持续 25 分钟，灸感消失，患者诉疼痛减轻八分。患者要离开时，说起自己乳汁不足，刚够宝宝吃，而且宝宝似乎不喜欢吸吮她的乳汁，吸几口就停了，需要反复哺乳，才能解决问题。从她的舌苔可以看出，苔白腻食积有热，舌尖向上卷翘，说明性格容易急躁。她回答说，自己平时就是一个急脾气的人，最近有生气，食欲也不太好。再追问得知其平时吃肉多，不喜素菜，食积也就不奇怪了。检查双乳房都有一些堵塞，管道不通畅，宝宝自然是不爱吸的，因为费力还吃不到多少乳汁。因前面"妈妈手"的治疗时间过去大半，宝宝在家中不宜太久，我帮她做了极泉按揉，拿胸大肌片刻后，交待她回家后用空心掌拍腋下九九八十一下，晚上睡前用绿豆压太冲，按揉 2 分钟，达到疏肝理气、调手三阴经、通调乳房经络气血的作用，并嘱服用消积散。

第二天早上，产妇反馈说宝宝比以前更爱吸乳汁了，时间也长了些，不那么厌烦了。对于我来说是举手之劳，于她却是莫大的喜悦和希望，我很替她高兴，在做"妈妈手"治疗时，把极泉、胸大肌、太冲都同时为她做了，心想着肝主筋，腱鞘也是筋，那么调理肝经气机的这组穴位也可运用于腱鞘炎，一举两得，何乐而不为呢？和很多患者一样，我并未对这样多加的治疗项目收费，作为医者能够顺便解决人之所急，也是我的幸事，因为她回馈给我的不仅有疗效，还有最为珍贵的信任。

针对"妈妈手"只做了两次治疗，她就完全好了，所以后来没有再追踪乳汁的情况，直到有一天她带来一个少乳的病人来找我，我才知道回去后她自己又做了两次拍腋下极泉，乳汁现已完全恢复。

十一　大小奶处理

断奶后，有不少的宝妈苦恼于乳房大小不一，胸部不对称，穿文胸甚为尴尬。其实大小奶在哺乳期治疗效果最佳。一般大小奶都是由哺乳期不当的喂哺方法导致的，有的是宝宝喜爱某一侧乳房吸吮，可能是妈妈一侧抱更舒服，也可能是一侧乳汁不好吸；有的是宝妈自己养成了偏爱一侧

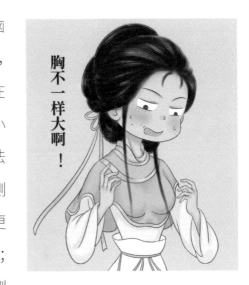

哺乳的习惯，觉得一边奶少，一边奶多，更愿意哺乳多乳汁的那一侧乳房，但都没有实现左右交替哺乳。

有一次，门诊来了一个想治疗宝宝厌奶的妈妈，因为宝宝刚两个月，所以我断定不是生理性厌奶期导致的，让她来门诊面诊检查。妈妈到了以后，我先检查了宝宝的口腔，排除一下是否得了婴儿鹅口疮。确定没有后检查了妈妈的乳房，发现其乳房大小不一很严重，小的这一侧乳房有少许硬块和结节，应该是堵塞后管道不顺畅导致宝宝吸吮不利，进而产生厌奶的情结。了解了情况的妈妈将宝宝交给门诊的医助护理照顾，自己跟我进了治疗室。让其先平躺，为其做了极泉穴、拿揉胸大肌来达到疏调乳房经络气血的作用，再换侧

35

卧位背对着我，为其寻找脊柱两侧有堵塞或紧绷高突的夹脊穴，一点一点慢慢按照顺序旋转揉拨开各个纠结点，并配合一组情志催乳法。刚好宝宝哭闹起来，我让其直接对宝宝进行哺乳，但是妈妈表现得很担心、很紧张。她担心宝宝还会做出厌恶吸乳的表情和动作，让她感觉很尴尬、无耐的同时，也感受到作为母亲不快乐的哺乳经历。我抱过孩子，让其侧身由我来帮助宝宝含接，当宝宝口张最大的一瞬间将乳头和乳晕送入，宝宝吸吮动作出现的同时轻轻挤出乳汁，让他感受到乳汁可以大口吸到，不用吃力吸吮，从而对接触乳房产生好感，三次后，宝宝自己开始主动吸吮乳汁，把一侧的乳房吸空，乳房变小变软。妈妈很激动，因为她从来不知道哺乳时宝宝吸乳汁是有吞咽声的，有乳汁往外抽吸的感觉，而且乳房吸空是这个样子的……

胆大心细是医者不可缺失的品质，善于发现患者病证的细微变化和不同，可以快速找到病因所在，进而解决患者的痛苦和烦恼。

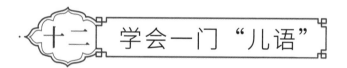

十二 学会一门"儿语"

宝宝在呱呱落地的那一刻就是以"哇哇"大哭来和母亲见面，这就像我们见到了亲人，总要说上好多话一样。这就是宝宝和母亲的第一次语言交流，而不是哭泣。宝宝其实是很乖的，不会无缘无故地哭，除非你已经把他宠坏。每对父母所面临的第一个挑战就是如何知道宝宝的哭声是什么需求。他们大部分都是被迫临时去学习这门新的语言，才能知道宝宝每时每刻的不同需要。否则就会被他无休止的哭声打败，刚开始真的很难，很容易让人产生挫败感，甚至觉得自己根本就不是一个称职的家长。

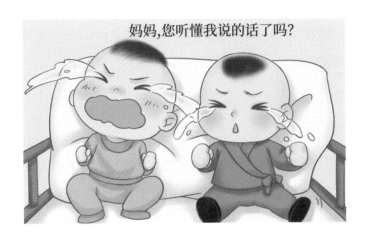

父母固然需要学会"儿语"，而催乳师和宝宝接触的时间多，催乳效果是需要宝宝配合的，因此催乳师也必须学会这门语言。当然，不必太担心，所有的宝宝都会帮助别人识别自己的哭声，因为这是他们与生俱来的基本生存技能，通过一些自身的行为表现来告诉你他的需求。而且总是那么规律，总是用同一种特点的哭声和行为来表达同一种需求，比如高声尖叫、哭泣、微笑，或是抓住你不放。当然还有一些比较隐蔽的行为，是需要我们用心去发现的，比如眼神交流和肢体语言。但不管怎样，这些行为的发生和宝宝的需求始终保持着配比的规律，就好像音乐的符号一样，宝宝很会搭配这些行为，来反复提醒并让父母在短时间内了解他的语言。

产后刚几天的母亲都会很迷惘，但是随着时间推移，反复磨练，还有母亲天生的直觉，母子很微妙的心连心，最后都能达到无障碍交流。但是这个磨合时期的长短，往往却因人而异。如果偶尔错误地回应宝宝的需求，问题不大，但是反复理解错误，最终失去耐心和信心的母亲就会进入恶性循环，宝宝就会开始无理取闹，母亲更难读懂他发出来的信号了，最后连宝宝自己也不知道要如何表达需求，只能乱哭一通。比如你以为宝宝饿了，就开始喂他，其实他只想让你抱抱；还有的妈妈，宝宝一哭就把他抱起来，当然也有很多父母不这样做，他们并不想纵容宝宝的"坏"习惯。但是他们又何曾想过，这些坏习惯就是因为没有准确得到回应而反馈出来的，练习出来的。到底我们应该怎么做才能快速学会这门新的语言呢？对于一些刚刚进入或很难进入母亲角色的妈妈来说，母婴同室、亲自喂哺、照顾宝宝、换尿布等都是建立母亲角色的过程，也是了解彼此必须要经历的过程。

有一天，我回娘家看望父亲，读书时非常要好的朋友打电话约我，其实自结婚后我们联系得较少，但是电话里的她并不像从前那样阳光活泼，让我心生担忧。

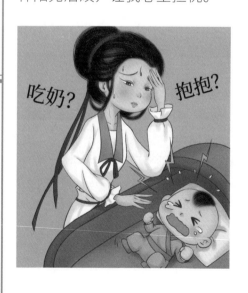

于是和她约了一个甜点屋相聚，见面时发现她很沮丧，我就直接问她："你近来可好？有什么事？我也许可以帮到你。"我的关怀让她倍感温暖，她看着我的眼睛说："我一直以来认为自己应该会是一个很慈爱的、很有耐心的母亲，在感情方面，我无法获得更多的幸福感，但是孩子生下来后，我才知道……"

　　我以为她准备向我诉苦她的丈夫，哪知她接着说："我真的很不安、紧张，都不知道该怎么办了？我的宝宝好像并不喜欢我，我怎么哄也不能让她平静下来，我不知道她需要什么，她为什么哭……"她还是老样子，说着说着便哭了。我安慰着她："听说你生了个公主，恭喜你！"我还想说什么，她接过话："生了个女儿，所以谁也不想通知。你不怪我吧。"我笑笑说："当然，我理解，你知道的……"顿了一下，我们相视而笑，我说："很高兴在你和宝宝相处得不是很融洽的时候还能想起我来，其实并不是每一对母子都会'一见钟情'的，但这不代表你们就无法形成默契。不用担心，你家宝宝会帮助你读懂她的，听我慢慢跟你说……"

　　"首先你先试试换位思考一下，如果你现在是一个没有协调能力，无法独立做任何事情的宝宝，只有通过哭声来引起照顾你的人的注意时，你因为身上很痒，大哭起来却没有得到回应，是停止哭还是继续哭或哭更大声呢？答案是确定的，那么你是一个'好'孩子吗？你会怎么做？"我看着她，等她回答，她很肯定地说："换种方式哭，或是挤挤眼或是做做动作啊。"我马上给予眼神肯定并说："聪明，这就是宝宝和你的交流方式。她会换各种哭法配合着一些行为表现，从声音的高低、强弱、粗细、节奏，混合着情绪、眼神、动作的变化，直到你给予她正确的回应，她就记住了这一组哭声行为可以带来这个需求回应，在下一次有同样的需要时，她就能直接做出正确的哭声行为，这就是宝宝哭声的规律和时机的形成过程，而你只需要掌握这个规律和时机就学会了'儿语'。所以，宝

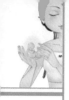

宝的哭声是否悦耳，宝宝是否乖，宝宝是否好带，就看你有没有在认真观察，细心体会她的变化，及时做出应有的反应了。""这么说来，好宝宝是妈妈养出来的，坏宝宝也不是天生的？我确实很害怕，宝宝一哭，我就乱了！那我现在还来得及吗？"她担忧地问，眼神里却有了希望。

"是的，宝宝会给每一位十月怀胎将她养育的母亲很多次机会，但是不能太久哦！在宝宝出生后的前几个月及时满足他的所有需求，这意味着你们之间形成了一种良好的交流模式，通过你们母子在一起不断重复进行着'发出信号－做出反应'的对话，你会发现慢慢地，当宝宝学会哭泣以外的其他交流方式，而且能独立做一些事情以后你就可以逐渐延缓回应速度，让宝宝学会等一会儿。学会回应宝宝的信号，这绝对是你对未来的一次成功投资。"我耐心地说。

她是一个学习能力很强的人，一向如此，我们分开后不过十天，这位"没有自信当好母亲"的朋友不仅在短时间里掌握了"儿语"，还因此家里人对她的变化感到了吃惊，对她能力进行肯定，缓和了与丈夫的关系，也帮助了很多她身边的朋友快速进入母亲角色，也让她们自学掌握了这门"儿语"。其实每一位当过母亲的人都有这样的感受，当我们听到宝宝哭泣时，会不自觉地心慌、心悸，大脑有根神经突然接收到信号不但清醒还会紧绷起来。不管你是在和别人聊天，还是在甜甜的睡梦中，也不管你离孩子有多远，就算是隔着一道门，也会如此。这是因为宝宝的哭声就是发向母亲的信号，会促使流向胸口的血液增多，同时会有一股强烈的冲动想

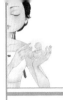

立即看到宝宝，并抱起安抚他。有了宝宝之后，听到别人家的宝宝哭声都会刺激引起这样的反应，这就是母亲与宝宝微妙的自然反射。所以不用担心有哪位母亲学不会这门语言，也不用担心宝宝不给机会，这就是婴儿为了生存和成长与生俱来的本领，也是父母学习回应宝宝的入门之道。

在学习这门语言时，没有固定的公式，只有用心、细心、耐心地把握好哭声出现的规律和时机，陪伴在宝宝的身边，不剥夺宝宝的任何一种人生体验，包括饥饿。因为饥饿感对宝宝来说是一种新的体验，在和宝宝达成了默契后，可以适当地让宝宝学会"耐心等待一会儿"，这样的宝宝长大后，会不骄不躁，性情更好，情商更高。你也会感受到带宝宝的慢节奏感和轻松、幸福感。刚开始学习相处的时候，肚子饿的宝宝会很快变得焦虑，然后大哭不止，在你不知所措时，记得深呼吸冷静下来：你是大人还能搞不定一个穿纸尿裤的娃儿吗？你只要做到在这一切发生之前来到宝宝身边，即使刚开始会有错误的回应，也比没有回应要好，只要你在回应他，哪怕和他进行一些温柔的眼神交流，用我们的语言轻声安慰，宝宝也是能感受到的。即便他还会哭，但这就是在鼓励宝宝和你一起努力，直到你准确理解宝宝的意思。

后来，这位朋友的宝宝因为受到惊吓出现夜啼证，但因离得远无法面诊治疗，我把平日给三宝做的简单有效的小儿推拿手法告诉她，用自己中指中端关节屈曲轻轻捣"小天心"三组，一组81下，共243下。在下午的5～7点为宝宝做，并双手搓热后热敷肚脐，也就是神阙穴10分钟，前囟门5分钟，未服药的情况下两次痊愈。

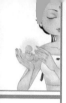

临证经验中，这些手法如果是宝宝父亲做，效果更佳，可能是因为男子阳气更旺，经气更足吧。

十三 蒲公英根和面粉的妙用

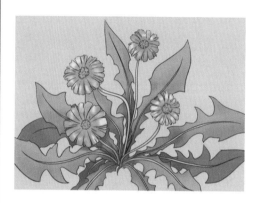

蒲公英常用于积乳、大涨奶、石头奶、乳痈的治疗，外敷或内服都可以起到不错的作用。它味苦甘，性寒，无毒，入脾、胃二经，可化热毒，消恶疮结核，解食毒，散滞气。

如将蒲公英细锉，同忍冬藤取汁入酒，可以治疗早中期的乳痈，患者服罢感到昏昏欲睡，是其功效也，则立马睡觉，醒来病已安矣。

有一个积乳的产妇，由于是远程指导无法亲诊，在了解到是刚刚发生3天的积乳，已发烧38.2℃，轻微头痛，其他无任何不适感。

我考虑用绿色安全的中草药配合食材来治疗积乳，建议她用蒲公英根适量捣碎敷于肚脐神阙穴中，用游泳肚脐贴固定。再嘱其用家中老面粉调和

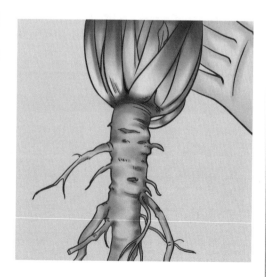

中医特效催乳术

第二篇 催乳相关临证病案

纯正的蜂蜜水做成中间带眼的面饼，平铺于乳房上，用保鲜膜覆盖3～4个小时。结果第二天她回复我说，因为自己皮肤好，所以敷了一个晚上，早上醒来烧退了，乳房也不痛了，已经痊愈。

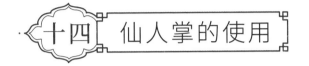

十四　仙人掌的使用

仙人掌的性味苦、凉，刺内含有毒汁，人体被刺后，易引起皮肤红肿疼痛、瘙痒等症状。但它的果肉却有清热解毒、散瘀消肿、止痛的作用，我常外用治疗腮腺炎、乳腺炎、痈疖肿毒、烧烫伤。

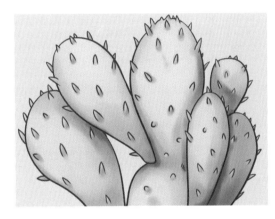

我家院子外有一棵仙人掌，已长得比我家老二还高了。它可不是只用来观赏的，家中有人扭伤出现红肿痛，或是长痈疖、

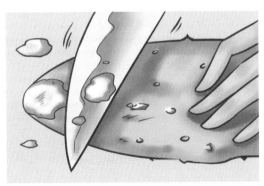

烫伤，都会掰下一叶来，小心去刺后捣烂敷于患处，收效甚好。后来只要有积乳、乳痈的产妇无法面诊，或是不愿使用中药来敷乳房，都会建议其用这个方法来消肿块止痛，取的就是它清热解毒、

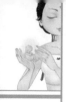

散瘀消肿的功效。

十五　产后出现血奶怎么办？

催乳师第一次看到血奶时，都是满心疑惑，不知如何下手治疗，也不知宝宝是否可以继续哺乳。血奶一般都在初乳形成的那几天里发生。如果不是产后第一次哺乳就发现血奶，而是曾经有过正常乳汁，而后出现血色乳汁的话，就一定不是血奶，而是暴力吸乳排乳、乳管炎、乳头皲裂的内壁损伤引起的出血。有很多学生问我，出现血奶到底能不能继续给宝宝哺乳？我的回答是肯定的，当然可以哺乳。但是血奶要如何治疗呢？这才是我们下一步要做的事情。关于血奶的病例，我比较有印象的就是这个 35 岁的二胎产妇，对于哺乳老大时的细节虽不能全部回忆起来，但是她清楚地知道，乳汁不是红色的，而应该是白色的。所以在产后 2 个小时，她准备哺乳时，发现自己的乳汁挤出来是红色的，非常担忧！她上网搜索

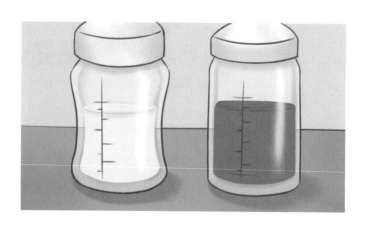

了相关的信息和知识，但是都不能很明确地解开她的疑惑，她第一时间想到了我，因为在怀孕时就听过我讲的孕期知识讲座，社群里也常有互动。

　　我到她所在的医院病房，检查了两侧乳房，挤出乳汁颜色暗红，无肿块，乳房无痛感，孕期就有腰酸背痛，产后汗多，食欲不佳，大便较稀溏，舌白胖有齿印。综合之前社群内她常出现的一些健康问题，判断她是脾肾两虚，其实血奶的形成大部分都是脾肾两虚引起的，只是有的人是先天不足，拖累了脾；有的是脾气一向虚，后天之本不足，先天之本无法弥补脾的不足；当然也有单纯脾虚血奶的。但无论如何是气和血不调和了，血化生乳汁的关卡出现了问题，脾所生化的血不转化乳汁，说明转化的动力没有了，这个动力刚开始的时候是由脾气来完成的，但是脾气虚，化生不了，就成了血奶。这时如果肾来弥补替代脾做这个工作，就恢复正常的乳汁了，如果肾也虚，血奶就还会存在。但是大家会发现，产后通过一段时间的调养，血奶也会恢复正常，因为血奶是妈妈生产时脾肾处于高负荷状态工作，暂时亏虚而已，只是本来脾或肾不足的人就更容易出现血奶，恢复起来也慢些。这样的人就需要我们辅助一些治疗，给予健脾补肾的治疗方案，一般点按合谷、三阴交、膻中、气海、公孙、太冲、涌泉，再服用营卫和血汤——生姜3片，红枣10颗。这个治疗方法无一失败，包括这位宝妈，几天后乳汁就转变为乳白色。

中医特效催乳术

第二篇　催乳相关临证病案

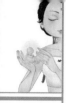

十六 产后少阳证半身出汗

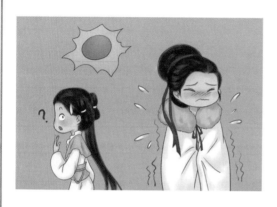

在催乳临证过程中，我们常常会碰到一些稀奇古怪的病证，看似无关催乳，但实际却和催乳息息相关。如接下来我要和大家分享的这个案例就是这样的。

她是产后2个多月找到我的，一直以来乳汁都还可以，哺乳期进行到2个月后，她发现自己的乳汁开始不够了。通过检查和一系列的问诊，并未发现什么有辨证价值的症状，我按照常规催乳治疗后，就让她先回去。第二天，在她通过微信和我预约时间的过程中，我发现她的语音中有一点儿鼻塞，便怀着疑问，等她到了门诊，我问她是否感冒了，她说没有，但是产后就常常有一侧鼻子会堵一下，同时会伴随着同侧半身出汗的症状，她一脸疑惑地看着我，问："这也会影响我的乳汁吗？"是的，这就是邪郁少阳之证，邪在半表半里，少阳经有手少阳三焦经和足少阳胆经，她是水液输布的问题，自然考虑是三焦经的问题，也许是生产时，也许是产后的某一天受累的，但是这都不重要！重要的是她并不觉得这是问题，以为这就是产褥汗，她何曾知道产褥汗是一身的汗，不是半身出汗呢？于是我为她和解少阳，调和气血营卫，用了中渚、阳陵泉，配合了调气血养胃的合谷、三阴交、足三里，并服用营卫和血汤，3天后产妇乳汁就开始恢复了。

当然，还有一种邪郁少阳胆经的情况，这时产妇大多容易出现乳汁的堵塞，伴发热。但这种情况的发热一般不太一样的地方就在于，发热的特点是寒热往来，并伴有胸胁满闷、口苦咽干等邪郁少阳的典型症状，治疗的方案可以用阳陵泉放血，服用小柴胡颗粒，退烧效果非常快。

十七　剖宫产后排气和伤口保护

产妇剖宫产后需要排气才能开始吃东西，这可急坏了婆婆、妈妈还有丈夫，怎样才能快速排气？为什么有的产妇迟迟不排气呢？有人问什么是排气，其实通俗地说就是放屁了没。排气需要推动力，肠道的推动力源于气，如果人体气滞气虚了，就会出现排气晚、腹胀或无力等症状。记得有一次去看望一位刚生宝宝的朋友，闲聊之间知道她产后三四天还没有排气，本来就比较虚弱的她，加上不敢吃什么东西，营养确实跟不上，乳汁也不够宝宝吃。我为其做了合谷、手三里、三阴交、章门、建里、女福穴，并搓热双手顺时针摩腹5分钟。如果您碰

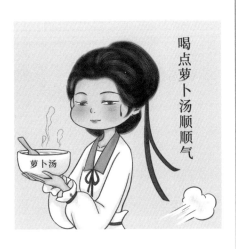

喝点萝卜汤顺顺气

萝卜汤

到的是顺产产妇，可加气海穴，情绪不佳的产妇，加太冲穴。到我们离开时，朋友已吃上了一碗美味的鸡肉粥。

剖宫产最耗血伤气，在没有强烈的宫缩助力下，因血管受不到挤压，胎盘剖脱分离处出血量相对较大，不但子宫复旧缓慢，恶露排出困难，还因为横切刀口伤及了任脉的气海、关元，耗损人体的元气，如果产妇本来就是气虚血虚的体质，还有可能会导致气脱血亏。乳汁是由血所化生，并依赖气来推送，气血的耗损不仅导致少乳，无疑也影响了伤口的愈合。所以伤口的保护除了常规的消毒以外，补气血调体质也是非常重要的。另外，束腹带可保护因动作可能造成的伤口撕裂，但束腹带一定不能太紧，需使用弹力好、透气好的纯棉纱布，且不可缠太厚实。补气血可以用穴位合谷、三阴交、公孙、太白，其中合谷是大肠经的原穴，可补气调气；脾主肌肉，配合上脾经的三阴交、公孙、太白，可以促进伤口愈合。

十八 产后发汗时机和辨证

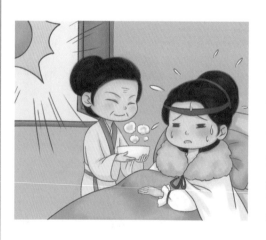

妊娠后，不但营养需求增加，血容量也要增加，到足月后，母体的津液也增加，平均血液可增加 1000 ～ 1500mL。分娩后，不再需要那么多的津液水液，人体开始进行平衡调节，向体外排出一部分水分。

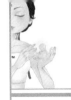

通过呼吸、大小便、出汗等方式排出，这也是分娩后的 2～3 天内，即使是卧床休息，出汗也多的原因。这种产后出汗在医学上称为"产褥汗"，它是一种非常正常的生理现象，并不是因为"虚"，因此也不需要特殊治疗。

由于产妇分娩后伤气耗血，身心疲惫，出汗时，毛孔开放，人体第一道"玉屏风"较弱，容易招致风寒侵袭，发生感冒、上呼吸道感染等疾病。故汗多时，应注意避免受凉，勤换衣服，并保持干爽即可，多补充水分，喝温开水。如果没有具体的情况，不建议产妇采用各种各样的方法，主动进行发汗。

在诊疗中，发汗不当导致的少乳病人非常多。没有辨证的发汗，不科学的发汗，导致的后果会因为病人的体质不同而不同。夏日酷暑，自然是穿凉爽的裙子，短衣短裤最有利于散热了，那才是最为舒适的状态。但是有这么一个人群，在炎炎夏日里只能穿着长衣长裤度过 30 天，那就是

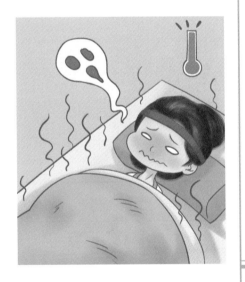

坐月子的产妇。有一位 21 岁的女子被家人紧急送到了门诊，接诊后发现这位女子穿着长的薄棉衣裤，还包裹着厚厚的被子，从头到脚，脸涨得通红，红到了耳根后，呼吸音粗，汗不出，高烧。家人阐述女子刚产后 2 周，正按照当地习俗"捂月子"，才穿得这么夸张，并说只是暂时的，捂过去就好了，没想到却在这时发烧了。经

验告诉我，这就是"捂"出来的中暑症状，便立即把产妇的包被拿开，家属坚持说不可以，发烧了再给她捂汗，汗出来才能好。我再次拿开被子，一边说："你们在家里已经给她试着多增加各种捂汗的被子，但是汗没有出来，反而还更烧对吗？"家属这才把手放开。接下来倒是很配合，留下其嫂子为其做物理降温，产妇的毛孔终于得到了呼吸的机会，同时我为其做了大椎穴放血，把热从大椎穴引起来。大概 10 分钟后汗出热降，浑身轻松起来，这才看到产妇灿烂的笑容。

那么产后发汗到底要做吗？应该怎么做呢？在讲这个问题之前，先问问自己，你的产后发汗做的是排汗的治疗，还是排寒排湿的治疗？如果明白了做发汗的目的，那么发汗就是科学的，就是有意义的。如果只是依葫芦画瓢一味追求把汗排出来，没有辨证就盲目发汗，轻则导致病人津亏，津血同源，津少了血就少了，乳汁也就少了生化的来源，重则加重病情，出现反作用。"伤寒四五日，脉沉而喘满，沉为在里，而反发其汗"，原来是太阳病伤寒证，四五日后出现脉沉而喘满，脉沉说明病邪已经离开体表，热邪入里，渐聚于胃，脉转内沉，腹满压迫横膈膜而微喘，此时病邪已经在里，也就是入阳明胃。病邪在表要用汗法，一旦入里就绝对不能再使用汗法，即使余有微恶风寒之象，也只能用小柴胡法和解，重则病邪入里。

因此，产后发汗的时间不是越早越好，也不是次数越多越好，更不是越久越好。临证经验中告诉我们，建议发汗最好在产后 30 天进行比较好，因为此时恶露基本排干净，身体也恢复较好。

产后发汗随着商业宣传的夸大，很多治疗机构在不明所以的情况下盲目发汗，出现了各种催乳问题。我常常接诊到因为在孕期就被灌输了产后一定要多发汗的所谓"健康理念"，乳汁突然减少而求诊催乳的产妇，其实这是可以避免的。如在发汗之前对产妇的体质进行一个细致的分析和辨证，就会知道她适不适合发汗，需要用什么样的中药包。一般用得比较多的是宣发解表、温通祛寒湿的药包，如果产妇有气血不足、阴虚火旺、皮肤孔窍干燥或脱屑等症状，则不适合发汗。由于阴血不足，只要一发汗，津液耗损，津血同源，血无以化生为乳汁，就会出现乳汁骤然减少的情况。气血津液是中医基础理论里最为重要的知识，它们之间密不可分，相互依存，相互化生。如果发汗后少乳了怎么办？气血不足、津液亏耗是其少乳的病因所在，那么治疗就应以补气血、滋阴液、调三焦为要，再辅助以重新建立泌乳反射的流程即可恢复。穴位用合谷、血海、三阴交、中渚、二白等，原来乳汁就不足的产妇，疗程长些，因为我们不仅要弥补发汗的过失，还需要调理体质来达到催乳的目的；而原来乳汁好的产妇，因泌乳系统相对正常，调补气血津液就可以很快帮助其恢复乳汁了。

十九　产后宫缩痛快速治疗法（扪筋）

产后子宫收缩痛运用中医疗法调治有特效，这是临证实践的结果。产后出现子宫收缩痛时，医生一般都没有给予什么实质性治疗

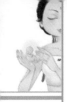

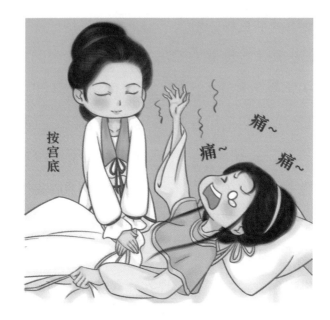

按宫底

痛~ 痛~ 痛~

措施，是因为西医一般认为它属于正常生理反应，只需要热敷一下就可以了。虽然大多数产后宫缩痛都会在1周左右逐渐消失，但是有一些产后宫缩痛是非常难忍受的痛，痛感和顺产时子宫强烈收缩的那种痛相同，只是这种痛更让人烦躁难忍。因为生孩子的宫缩痛是一种迎接"新生命"喜悦状态，而产后的宫缩痛是生完孩子后各方面机能虚弱正处于修复的过程中发生的。到底是什么原因让一个母亲在迎接宝宝降生后还不能快乐轻松地享受母子时光呢？孕期子宫受到高强度的牵拉和扩张，产后需要较强的收缩力恢复原来的状态。子宫肌纤维强收缩的同时，如气血不足，则为失养而痛；如子宫脉络寒邪凝滞则为寒而不通而出现疼痛；如子宫脉络气滞血瘀，就会导致瘀滞不通而痛。由于这些因素引起的产后宫缩痛有时会超过1周，且常伴随恶露增加，在中医学中属于"产后腹痛"的范畴。

记得我生老二的时候，也有严重的产后宫缩痛，因为我长期久坐讲课耗气伤血，孕期工作繁多导致气血来不及补给，又消耗了。于是用了一组补气血调气机的穴位：合谷、三阴交、手三里、章门、太冲、女福穴，点按配合针灸治疗 30 分钟。因为我的丈夫也是一名中医师，除了做穴位，在腹部还做了扪筋松解术，分别从任脉、环脐线、腹下线三个部位查找，扪之有筋膜拘紧、高凸、发硬、痛甚的点都慢慢做开揉散，直到筋结消失，腹痛就消失了。生老三的时候就没有出现产后宫缩痛了，这不是巧合。知道自己气血不足的体质问题是工作因素引起的，在怀老三时就一直服用着安胎丸补着气血，这足以说明产后宫缩痛和体质有很大的关系，而且是可以预防的。

　　前面我们有讲到产后子宫收缩痛的三个证型，所以治疗不能不辨证直接用同一组穴位，"大众"穴位效果虽然会有一点儿，但是达不到速效。记得生老二时住在二人间的优质病房内，隔壁床是一位三胎妈妈，她见过我宫缩痛的治疗，自己在住院两天后也生产了。她前两胎是顺产，没有发生过产后宫缩痛，本以为她这一次不会那么巧也产后宫缩痛，结果因为这胎是剖宫产，多次生产加上生这三个孩子的时间离得太近，子宫受损未修复，且平素是气滞血瘀的体质，气血不畅，运动少，经络堵塞，她这次难逃产后宫缩痛的

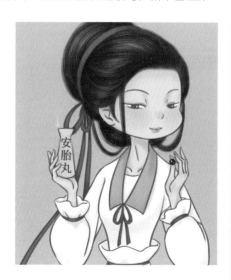

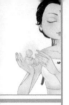
折磨。她很信任我们，那我们无论如何也要帮助她消除痛苦，尤其是我自己刚刚经历过这样的痛苦，于是为她用穴：膈俞、行间、合谷、三阴交、血海、中都穴，同样在腹部做了扣筋治疗。共治疗两次，后来我们出院了。回访时，她说我们回去后的第二天就已经好很多了，后来什么时候好的都不知道了。

有人说，产后宫缩痛没有那么痛，不要说得那么严重，就轻轻地痛一下而已。是的，有的人在体质很好的情况下，这样的子宫收缩算不了什么，尤其是痛阈高的产妇，对于疼痛的耐受程度就越高。因此，有的人生孩子感觉不到什么痛，只有酸胀感，这样的人在受到损伤时，都是后知后觉型，但并不代表没有损伤。我见过几个痛阈高的产妇，说实话，她们是每个产妇羡慕的对象，她们有的人在剖宫产的情况下，也能行动自如，抱孩子，换尿布并轻松如厕。

有人要问我了，阳虚宫寒而导致的子宫脉络凝滞发痛的证型如何处理呢？我想这样打破砂锅问到底的人不只普通读者，还有我的催乳师粉丝们，我怎么忍心不讲透讲明了呢？由于阳虚有寒，寒性收引，寒易凝滞，滞而堵塞，塞而不通，不通则痛，而通则不痛。我们需要做的只是把寒邪驱逐出去，阳气注入即可温而散寒，经络通畅，有了流注动力，动力产生的热能可以进一步驱散寒邪，达到温通止痛的效果。脉络凝滞发痛型产后宫缩痛大部分都有痛经史或月经不调史，有怕冷体弱多病等症状，选择艾灸治疗最为合适，穴位用气海、关元、中极、肾俞、足三里、三阴交、血海、中都穴，如因伤口无法避开导致气海、关元不好做艾灸，可换命门、十七椎。

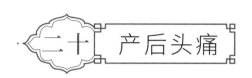

二十 产后头痛

头痛的证型可分为外感头痛、肝阳头痛、肾虚头痛、血虚头痛、瘀血头痛、痰浊头痛等。产后头痛如果单纯以脏腑气血辨证治疗，效果虽可但常反复。因我素来喜用中医经络穴位调理治病，一般临证治疗时，我会根据头痛的部位判断是哪条经络出了问题，所谓"病之过为何经，则为何脏之病"，以经络走行在哪个病痛部位来找出病经，再结合症状去辨别入脏，从而指导我的治疗方案。甚至有时只是用辨经治疗头痛，却常收意外之效。

记得有一位产后 15 天头痛难忍的产妇，包裹严实地来到门诊就医。产妇走进来时，可以看到其面部阳明胃经循行处长了很多痤疮，坐下来问诊时，产妇有较重的口腔异味，了解到其月子一直以来以

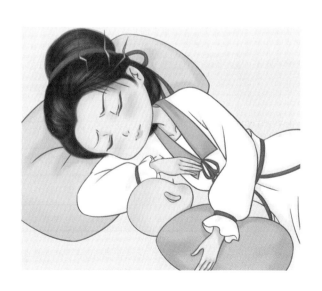

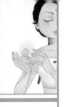
大热大补之品为主，且食物中无添加水，按照习俗以黄酒代水煮之，乳房也堵塞了两次，发烧过一次，现前额痛并波及眉棱骨，两侧眉棱骨按之痛感明显，尤其到了正午时头痛更加明显。判断其为阳明经头痛，结合症状应是阳明胃火炽盛循经上窜扰动清窍导致的头痛证。遂为产妇做了头维穴放血，约几分钟后，产妇自诉头痛已减轻90%，再按揉中脘穴直到柔软不顶搏手指腹为宜，嘱其饮食清淡，并交待科学坐月子的事项。后来产妇复诊过一次，就已痊愈。

足阳明胃经的循行在面部是很丰富的，还有耳、面颊、口周等处也是此经所过之处，胃火扰动清窍时，不仅会像这位产妇一样出现额头眉棱骨痛，还常可出现胃火耳鸣、面颊口周痤疮，这些也可作为辨经的要点。

有学生问我为什么明明辨经辨证都很准确了，却还是没有效果呢？对，我常发现有一些学生治疗阳明头痛用头维穴时效果不佳，究其原因多是定位不准引起的。他们大多是以发际线为准来定位，看到我也是这样查找头维穴，却不知指下还有摸穴的技巧，头维穴通过发际线初步定位后，用手按压此处让产妇闭口用力咬合牙面，此时手压之处的肌肉也会鼓动，这就是头维穴的精准定位。另外，头维穴治疗经前期头痛配合三棱针点刺出血，效果甚好。

产后头痛常见少阴头痛，这里我也简单说一下治疗的方法，以便学习临证使用。产后的少阴经病证多数为足少阴肾经，在孕期、产时、产后，肾的工作负担最重，产后肾常虚是产妇的特点，多数人生完宝宝后肾开始恢复到孕前的工作量，人体各方面机能慢慢调整到孕前状态。这时，原来就先天禀赋不足或后天脾肾失养的产妇，就会出现肾虚等产后病证，比如肾虚引起的头痛、少乳、牙痛等。肾虚引起的少乳前面有讲过，肾虚牙痛下一节我们也会重点来讲一下，也是产后病证中最为常见的。产后少阴头痛辨证入的脏自然是肾，每遇房事或用脑过度后发作或加重，呈搏动性头痛，是其辨证要点。和阳明头痛的区别在于喜欢重按，按后头痛可稍缓解，这符合中医虚实辨证的症状特点：凡实证多拒按，按之加重；凡虚证多喜按，按之缓解。产后少阴头痛常"以指代针"，用力渗透性按压肓俞穴、太溪穴、肾关穴，并艾灸 20 分钟，治疗效果佳。

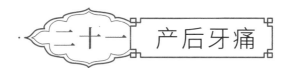

二十一 产后牙痛

产后牙痛多见两种情况：一种是胃热炽盛上逆而引起的牙痛，痛多在上牙，且可伴有牙龈红肿痛，痛较剧烈，吃辛辣刺激、热补

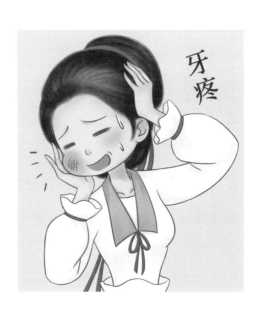

或较硬的食物会加重，伴有口渴、口臭、尿黄、便秘、舌苔黄腻等症状；一种是肾精不足，失于濡养，虚火上炎而致牙痛，痛多上下牙皆有，一般不伴有牙龈红肿，痛的程度较轻，为隐隐作痛，牙齿酸软咬合无力，甚者牙根部会松动摇曳，缝隙大，叩齿按压后会减轻舒适一些，辨证要点为午后与夜间或过性生活后加重，伴有腰酸、口干咽燥、舌红少苔、脉细数。

记得曾有一位牙痛的产妇，因自己是护士略懂医学，也喜欢中医疗法，产后 7 天开始牙痛，自行在家中按照胃火牙痛来治疗，服用了大量清热解毒的中草药，起初有一点儿好转，但是很快又牙痛起来，且比之前严重。联系我的时候是晚上，通过电话了解到，她丈夫在外工作难得回来，但奇怪的是丈夫回来后牙痛就会加重，她的家人认为是撒娇，不以为然，而我却认为这是关键。说到吃豆腐、青菜都费劲，我就已经可以判断她是肾虚牙痛了，但因是晚上，我教她先将大粒海盐炒热敷于涌泉穴，第二天再来就诊治疗。结果第二天竟好了 60% ～ 70%，产妇更加有信心来门诊做进一步治疗，她昨日的效果回馈更确定了我之前的判断是对的。于是为其在太溪穴上艾灸 30 分钟，并嘱每隔几分钟叩齿 9 下，用力咬齿 9 下，待到取下艾灸罐时，她喜形于色，非常激动地说，已无牙痛的感觉。都说中医很"神奇"，其实"神奇"都是辨证准确造就的，如果所有病证都能辨证准确，是不是中医的"神奇"就正常了呢？这种正常是不是意味着中医传统文化传承已经实现了呢？中医的兴旺也就指日可待了！

回到这个案例上来，这个产妇之前在家中服用的清热解毒药其实就是在不明证型的情况下，自行按照胃火炽盛牙痛来治疗，殊不知自己是肾虚牙痛，如此治疗不但没有效果还会导致宝宝腹泻。那么如果确定是胃火炽盛的牙痛一般用什么穴位呢？用胃经的荥穴最为妥当，《难经·六十八难》中有云："荥主身热。"说明荥穴主用于热性病证，胃气以降为顺，选择胃经在下肢的内庭穴来放血，可将胃火向下引出，放血是最直接的泄热之法，热如此引出最为自然。

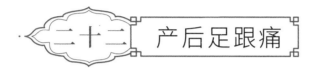

二十二 产后足跟痛

产后足跟痛病人很多，足跟是肾经所绕之处，经气充足濡养足跟，则润泽无干裂。如肾虚失养，则足跟虚痛，不能着地，行动不利，多伴有肾虚症状。每每碰到足跟痛的病人，我都会用大陵穴治之，多有奇效。大陵穴于手掌腕横纹正中点是处，从象形上，手掌根大陵的位置同足跟部走路时接触地面的位置相似，从"全息理论"来看经气应是相交叉互通的，故治疗时选对侧穴，

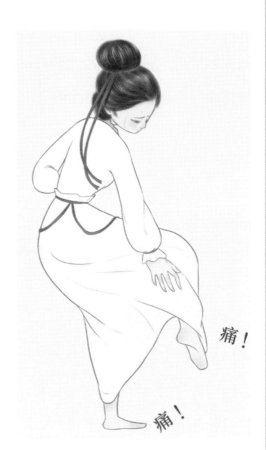

痛！

痛！

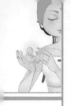
才可奏效。

曾治一病例，因素体虚弱，先天不足，又不慎扭伤足踝，其他部位的红肿痛都已恢复，独留下足后跟不能着地行走。此病人王某，于 2019 年 11 月 6 日来诊，其主诉为足跟疼痛伴屈伸不利两周。患者因路面不平不小心踩空，扭伤足踝部，当时肿胀疼痛，遂冰敷，过后自行用红花油按摩，肿胀已消，但是足跟部痛，筋强不利，不敢用力着地，跛行，上下楼梯加剧，影响日常生活，精神可，睡眠可，大小便可，踝关节处皮肤正常，足跟部稍肿，面色红润，舌苔薄白，脉虚。辨证分析为跌仆后损伤筋骨，肾经不通，气血运行不畅，失于濡养，局部气滞血瘀，日久结于足跟部而致病。遂为其在对侧也就是健侧手上的大陵穴处找到最明显的压痛点，用力强刺激后，同时令其试着踩脚跟，再行走几步，并要求走出会导致疼痛感的动作来，一边走一边点揉。几分钟后痛感减轻很多，再令其大声咳嗽一声，同时在大陵穴点刺放血，血出痛止。这也是一个令人非常痛快骄傲的病案，我在临床中运用此法屡试不爽。

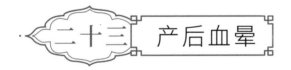

二十三 产后血晕

产后血晕是常见的症状，我在临证治疗时喜欢用一些纯绿色无害的药食同源的中药进行脐疗。如果碰到有血晕症状的产妇都会建议她们取葱白、蜂蜜各适量，放在一起捣烂，敷于脐部，再用无纺布脐贴或是防水游泳贴固定，一天一次，一次 3～4 个小时，效佳。

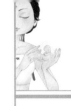

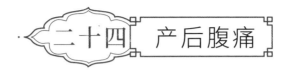

二十四　产后腹痛

产后腹痛大多是虚寒痛或气血瘀滞不行而发痛。我常用艾绒适量，铺于脐部，以纱布覆盖后，再用加热过的红豆布袋放在上面热熨 20 ～ 30 分钟，一般都可收到满意效果。

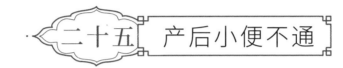

二十五　产后小便不通

产后最尴尬、最需要救急的就是"产后小便不通"了，中医称其为癃闭。因这类病证多是发生在医院，我大多不分时间、不分地点进行出诊治疗，所谓"急病人所急，忧病人所忧，痛病人所痛，喜病人所喜之事"，是为医者的仁德之心。

关于癃闭的证型有脾肾阳虚、膀胱湿热、肺热壅盛、外伤这几种，产妇大多见于前两种情况。记得有一位 38 岁的高龄产妇，多次流产导致肾元亏虚，平时喜吃减肥产品保持身材，脾胃虚寒多年，产后一天因小便不通求诊，症状为小便排出无力，面色㿠白，神气怯弱，不思饮食，腰膝冷而酸软无力，舌质淡苔白，脉沉迟。遂用穴位内关、关元、中极、肾关、三阴交点按，并交待用葱白 2 根，食盐 20 克，艾绒适量，先将食盐炒热炒黄待冷备用，葱白洗净捣泥，用手压成小饼，将艾绒捻成蚕豆大小圆锥形。将盐放入神

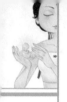
阙穴填平，葱饼置于盐上，再把艾炷放在葱饼之上，尖朝上，点燃，使火力由小到大，缓缓深燃，待皮肤有灼痛感时，再换上一柱新的艾炷，燃到灼痛感即除去。

如是膀胱湿热导致的癃闭，不可艾灸，应在阴陵泉、三阴交做点按，再配合行间、少冲放血，可立效。

第三篇

"一点浩然气，千里快哉风"
——灸催疗法

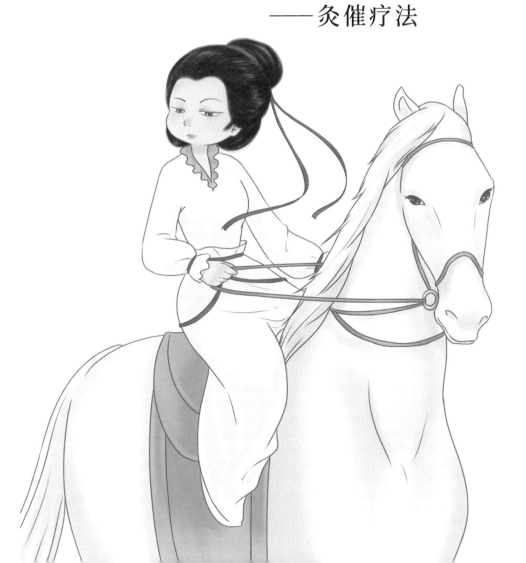

第三篇 ————

灸催疗法

一 艾灸概述

古人云:"针所不为,灸之所宜。"艾灸疗法简称为灸法,灸所用的材料为艾绒。"艾"五行属木,木燃烧能生火,象征着火红的太阳,行人体之阳以助生能,热胜寒,能生火,火温土,生万物,火化气,能伐水,这是艾草本有的自然属性。人与自然本为一体,利用"艾"的这一属性,对其连续燃烧,使温热之气由肌表透达经络,经络和脏腑相互联系,使之通达五脏六腑、十二经脉,循环全身,达到温通气血、扶正祛邪、防治疾病的作用。

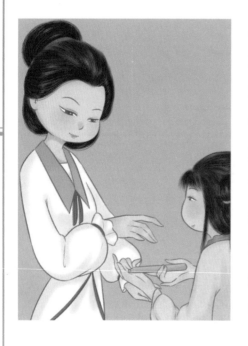

艾灸可分为直接灸和间接灸,而间接灸又分为隔物灸和悬灸。直接灸因直接接触皮肤施行灸法,患者非常痛苦,现已很少使用。间接灸是利用其他物品将艾炷与皮肤隔开施灸,可避免灸伤皮肤甚至化脓,且火力温和,患者易于接受,因而较直接灸更为常用。其中隔物灸包括了隔姜灸、隔蒜灸、隔盐灸、隔附子灸等。而"悬灸"一词古来有之,是将艾条点燃后在施灸部位进行熏灸的方法，分为手持灸和艾灸器灸两种。手持灸根据操作手法不同，又分为回旋灸、温和灸、雀啄灸和往返灸。艾灸器灸则更简单方便，是将艾灸盒固定于施治部位，通过敲打艾灰保持一定火力，达到持续温熏治疗的作用。手持灸更容易激起经气，找到灸感，而艾灸器灸可解放双手，更温和持久，结合两者的优点做艾灸疗法效果增倍，疗程缩短很多。我一般先以手持灸找到可以产生灸感的敏感穴位，激发其经气，然后用艾灸器温和灸至时间足再卸下艾灸盒，确实省时省力疗效快。

为什么灸疗后患者往往有面热、咽干、口燥等上火症状？《备急千金要方》记载："凡灸当先阳后阴……先上后下。"如果上下前后都有配穴，则先灸阳经，后灸阴经，先灸上部，再灸下部，也就是先背部，后胸腹，先头身，后四肢，依次进行。取其从阳引阴而无亢盛之弊，就可以预防灸后热亢之症。

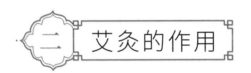

二　艾灸的作用

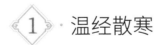

1 · 温经散寒

艾灸可用于气血因寒而运行不畅，留凝涩滞引起的痹证、少乳等疾病，效果甚为显著。

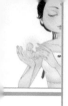
2 · 行气通络

经络分布于人体各部，内联五脏，外布体表肌肉、骨骼等组织。艾灸一定的穴位，起到调和气血、疏通经络的作用，可以缓解各种痛证，治疗虚证，如产后乳缺。

3 · 扶阳固脱

人体正常生理活动以阳气为根本，得其所则人寿，失其所则人夭。故阳病则阴盛，阴盛为寒为厥，易元气虚陷，阳气衰微则阴气独盛，阳气不通，则手足逆冷、四肢不暖。艾灸能扶阳固脱、固阳救逆，用于各种虚证、脱证。

4 · 祛寒、祛湿、解痉、止痛

寒性收引，易致人体气机收敛，脉络拘紧，筋肉挛急，气血不畅而痛。炎炎夏日长时间待在空调房内的人越来越多，寒性聚集，百病从寒而起，寒湿逼入脏腑，寒凝阻络，就会造成很多病痛。如胃脘痛、月经寒痛、四肢凉痛、腰酸背痛、头颈挛痛等。艾灸可以直接将留存于脏腑中的寒气排出体外，阳气升则湿气除，寒祛则温阳解痉，痛自除。如果体内寒气严重的人，艾灸时可感到有一阵阵的寒气从手心、手指间、足心处排出体外，此为灸感的一种表现，也是疗效的依据。

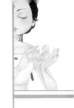

三　什么是灸感？

灸感是灸法术语，指患者因施用灸法而出现的温热或麻木、虫行等感觉，有时也可向某一方向传布或扩散。《备急灸法·骑竹马灸法》曰："灸罢二穴……其艾火即随流注先至尾闾，其热如蒸，又透两外肾，俱觉蒸热，移时复流足涌泉穴，自下而上，渐渐周遍一身。"

临证治疗过程中发现有灸感的产妇治疗效果要比没灸感的产妇催乳效果好很多倍，因此，灸感在灸催疗法使用过程中是极为重要的。

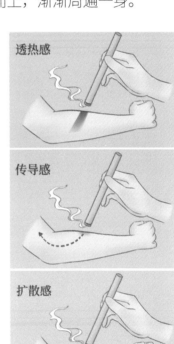

透热感

传导感

扩散感

酸胀感

有一次，一位朋友的妹妹产后十天了，没什么乳汁，孩子一直在吃奶粉，听说我在做催乳，便找到我。经过检查后，确定产妇是肝气郁结引起的少乳，便为其施灸。在灸太冲穴时，产妇明显感觉到酸胀，再配上情志催乳法，第二天乳汁就增加了，一共做了五天灸催疗法，七天后回访，乳汁已足。后来，这个产妇为我介绍了一个患者过来，经四诊确定也是肝气郁结少乳，为其选穴施灸后，发现太冲穴灸感不明显，第二天乳汁不增，随后在肝俞穴上找到灸感，第三天乳汁便开始增加，七天后回访，乳汁已足。

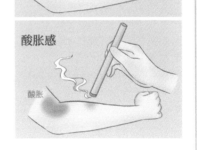

酸胀

四 灸疗操作图解

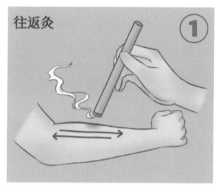

往返灸 ①

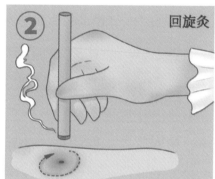

② 回旋灸

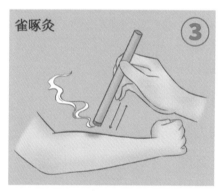

雀啄灸 ③

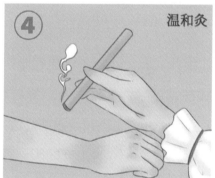

④ 温和灸

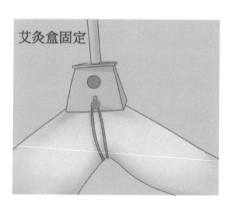

艾灸盒固定

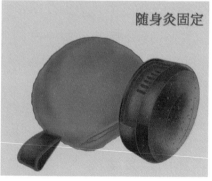

随身灸固定

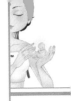

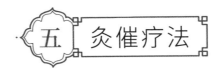

五 灸催疗法

1· 灸催疗法概述

[1] 定义

灸催疗法是一种整体调节的催乳方法，是根据产妇的体质、病因、诱因以及子午补泻的最佳时间进行辨证选穴，安排每日灸疗穴位，并配合情志催乳法和催乳汤的一种行之有效的无痛苦的快速催乳方法。

[2] 优点

（1）灸催疗法是以整体观念为核心的催乳方法。从医学的角度纵观产妇整体情况，以整体调节为主，包括调理脏腑、通经活络、疏肝解郁等。同时它又是个体化的，根据产妇体质、病因、诱因的不同，直接影响到治疗穴位的选择，根据所累及的主要病因脏腑的子午

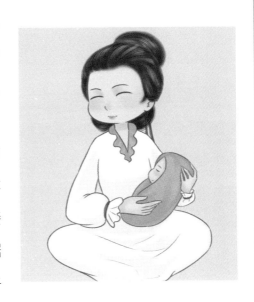

流注规律来安排最佳治疗时间。灸催疗法还注重了情志所致疾病的情绪调节，合理搭配情志催乳法和催乳汤。

（2）悬灸疗法是无痛苦的、很温和的治疗方法，经过多年验证确实为行之有效的催乳方法。

（3）情志催乳法为本人根据多年心得所总结出来的一种心理治疗方法，它需要非常严谨的执行流程，操作要适而可止，让产妇觉得身心舒畅即可。

（4）催乳汤是催乳验方，安全可靠，疗效显著。

（5）本疗法疗程仅 5～7 天，产妇乳汁便可充足，故本法是快速的催乳方法。

（6）采用了悬灸疗法，方便操作易学，容易使用。

［3］适合人群

产后乳汁涨回、少乳、缺乳的产妇，尤其对家族遗传倾向或乳房发育不良引起的少乳亦有效。

［4］病因机理

中医认为乳汁为血所化生，而赖气以运行。气血虚弱以致乳汁化源不足，或情志不调致肝气郁结影响乳汁生成，是导致乳汁缺乏的主要发病机制。故产后缺乳主要分为两大类型，一是平素体弱，肾气虚弱，胃气不足，产程过长，疲劳伤气或产期失血过多导致气血不足，脾胃不能产生足够的乳汁；二是产期、产后精神紧张，思虑忧郁等情志不遂，肝脾不合，乳络不通。

[5] 脏腑经络解析

（1）定义：以中医经络理论为基础的，以整体观念为核心的，配合子午补泻的理论衍生出来的催乳理论称为灸催理论。

（2）解析脏腑：脾胃与肝肾为三脏一腑。先说脾胃，脾为后天之本，母乳的多寡，与脾胃有直接关系。人体气血来源于脾胃运化的水谷精微，母乳为气血所生化，气血充足，则面色红润，乳汁充足；反之，脾胃运化失常，气血化源不足，则会出现面色萎黄，食而缺乳或少乳，乳房软扁。另外，忧思伤脾，焦虑不安，母乳无以化生，而缺乳少乳，乳房软而刺痛。

再说肝，肝主藏血，调情志。肝失条达，则血无所藏，肝气郁结而致乳房硬结疼痛，乳汁淤积，经络阻塞，而乳汁不出，导致回乳而缺乳或少乳。

最后说肾，肾为先天之本，肾主生殖，妇人生育，必伤气耗血，故肾气不足则无以固摄乳汁，致乳汁自溢，房皿不满，乳汁不足，产乳不速。

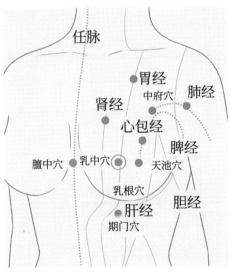

（3）经络走行：足太阴脾经，从足走胸（腹）；足阳明胃经，从头走足（乳头、乳根）；足厥阴肝经，从足走胸（腹）；足少阴肾经，从足走胸（腹）；手厥阴心包经，从胸走手。

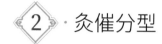

② · 灸催分型

[1] 脾虚积食者

症见：产妇面色萎黄，神疲倦懒，胃脘部胀满且喜按，食欲不佳，乳少甚或全无，乳汁黏，乳房柔软，无胀感，大便前干后溏，舌苔白腻，脉沉细而滑。

治法：醒脾消积，悦胃生乳。

[2] 气血两虚者

症见：产妇面色无华，情绪正常或稍低落，食欲正常或少，唇色可正常或苍白，自汗，乳汁自溢，房皿不满，乳汁不足，产乳不速，乳房软扁，而缺乳或少乳，舌质淡白或淡胖，苔薄白，脉细弱。

治法：益气养血，佐以通乳。

[3] 气血瘀滞型

症见：产妇面色较暗，唇色暗，乳少甚或全无，乳房柔软，无胀感，恶露涩滞不爽，量少或淋沥不尽，色紫暗有块，舌紫暗或边有紫点，脉弦涩。

治法：行气活血，祛瘀生新。

[4] 郁怒伤脾型

症见：产妇暴怒或情志抑郁不乐，嗳气少食，乳房软扁刺痛，乳汁分泌少，甚或全无，胸胁痞闷，腋下刺痛，舌淡红，舌边呈唾液肝郁线或唇样边，脉弦细。

治法：疏肝解郁，健脾下乳。

[5] 先天禀赋不足者

症见：产妇平素体弱怕冷，常有过敏性或先天疾病，不易怀孕或胎气不稳，乳房发育不良，乳孔少，泌乳慢，奶阵弱，乳汁自溢，缺乳或少乳，腰酸背痛，失眠，舌质淡胖，有齿印，苔白，脉沉。

治法：益肾健脾，建立泌乳。

[6] 产后抑郁食欲不佳者

症见：产妇情绪低落或焦虑不安，不喜言谈或怨言不断，喜叹息，较敏感，食欲不佳，乳房硬结疼痛或软扁无力，乳缺或少乳，舌苔脉象较为正常。

治法：宽胸理气，疏肝健脾。

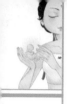

3 · 催乳验方

党参 30g　　白术 10g　　当归 6g　　　黄芪 30g

熟地黄 6g　　小通草 5g　　枸杞子 15g　　黄精 8g

柴胡 4g　　　青皮 6g　　　杜仲 18g　　　炙甘草 5g

王不留行 10g

1 天 1 剂，每日服用 2 次，早晚温服，可把 2 次的中药一次性熬好，备用。

第一天：准备猪前蹄 500g 左右，去除油腻部分，尤其是大腿部分不可放入。猪蹄用好红酒 35mL，清水适量，炖烂起锅后放入盐少许，取 2 碗猪蹄汤与备好的 2 份中药兑在一起，吃肉喝汤。不能吃猪肉的回族产妇也可用当地最催乳的食材替代。

第二天：准备鲫鱼 8 两，好红酒 20mL，生姜 3 片，清水适量炖烂，也需在起锅后加入盐少许，服用方法和第一天相同。也可用当地常吃的较为催乳的鱼类，如黑鱼、桂鱼等。

第三天：和第一天的食材、服用方法相同。如果是第 2 胎及以上，或是多胞胎的产妇，我发现以鲫鱼第一天，猪脚第二天，鲫鱼第三天这样的循环来吃催乳验方效果好。如不会喝酒者，可以减少红酒的量，汤一定要多喝，按照这样的循环可以连续吃 7 ～ 10 天。服用后腹泻的产妇，说明其脾胃虚弱，消化吸收不良，不可用猪蹄，可换其他食材。

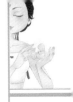

4 · 灸催疗法操作流程

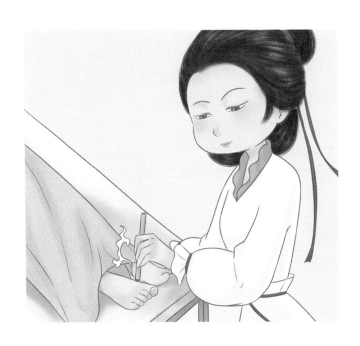

　　准备点穴棒、艾条、艾灸盒，医者和产妇进行情感疏导后，再做情志催乳法。情志催乳法在我的上一本书《妈妈中医催乳入门》中有讲解，是让产妇平卧于床上，用点穴棒揉压太冲穴 1 分钟，配合三个深呼吸周期的同时揉压太冲穴，让产妇平躺休息片刻。此时可以开始做灸催疗法，根据产妇的证型把治疗穴位按照悬灸的四大手法顺序操作，认真地激发经气寻找灸感，直到所有治疗穴位都找到灸感后，用灸盒固定，观察艾条火头，打去艾灰，30 分钟后取下艾灸盒即可。

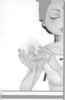

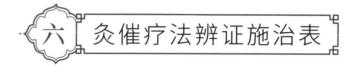

六 灸催疗法辨证施治表

1 · 脾虚积食型

灸序	穴名	灸催	时辰	施灸量	辅助治疗
第1天	膻中	单穴		30分钟	生麦芽20g 通草30g 瘦肉少许
	神阙	单穴		30分钟	
	脾俞	双穴		30分钟	
第2天	神阙	单穴		30分钟	
	乳根	双穴		30分钟	
	脾俞	双穴		30分钟	
第3天	脾俞	双穴	辰时、巳时 7～11时	30分钟	
	乳根	双穴		30分钟	
	足三里	双穴		30分钟	
第4天	乳根	双穴		30分钟	此时可配合催乳验方，其中猪蹄只用蹄尖部分
	足三里	双穴		30分钟	
第5天	太冲	双穴		25分钟	
	三阴交	双穴		30分钟	
	足三里	双穴		30分钟	
第6天	太冲	双穴		25分钟	
	三阴交	双穴		30分钟	

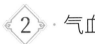 · 气血两虚型

灸序	穴名	灸催	时辰	施灸量	辅助治疗
第 1 天	膻中	单穴	未时 13 ～ 15 时	35 分钟	黄芪 30g 阿胶 15g 小母鸡适量
	神阙	单穴		35 分钟	
	三阴交	双穴		30 分钟	
第 2 天	膻中	单穴		35 分钟	
	神阙	单穴		35 分钟	
	三阴交	双穴		30 分钟	
第 3 天	三阴交	双穴		30 分钟	
	合谷	双穴		35 分钟	
	太冲	双穴		20 分钟	
第 4 天	三阴交	双穴	巳时 9 ～ 11 时	30 分钟	此时可配合 催乳验方
	合谷	双穴		35 分钟	
	太冲	双穴		20 分钟	
第 5 天	三阴交	双穴		30 分钟	
	合谷	双穴		35 分钟	
	足三里	双穴		35 分钟	
第 6 天	三阴交	双穴		30 分钟	
	足三里	双穴		35 分钟	

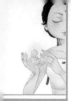

3 · 气血瘀滞型

灸序	穴名	灸催	时辰	施灸量	辅助治疗
第1天	太冲	双穴	丑时 1～3时	20分钟	当归尾18g 通草10g 柴胡6g 乌鸡少许
第1天	间使	双穴	丑时 1～3时	20分钟	当归尾18g 通草10g 柴胡6g 乌鸡少许
第1天	三阴交	双穴	丑时 1～3时	35分钟	当归尾18g 通草10g 柴胡6g 乌鸡少许
第2天	太冲	双穴	丑时 1～3时	20分钟	当归尾18g 通草10g 柴胡6g 乌鸡少许
第2天	间使	双穴	丑时 1～3时	20分钟	当归尾18g 通草10g 柴胡6g 乌鸡少许
第2天	三阴交	双穴	丑时 1～3时	35分钟	当归尾18g 通草10g 柴胡6g 乌鸡少许
第3天	间使	双穴	辰时巳时 7～11时	20分钟	当归尾18g 通草10g 柴胡6g 乌鸡少许
第3天	三阴交	双穴	辰时巳时 7～11时	35分钟	当归尾18g 通草10g 柴胡6g 乌鸡少许
第3天	血海	双穴	辰时巳时 7～11时	30分钟	当归尾18g 通草10g 柴胡6g 乌鸡少许
第4天	间使	双穴	辰时巳时 7～11时	20分钟	此时可配合 生化汤
第4天	三阴交	双穴	辰时巳时 7～11时	35分钟	此时可配合 生化汤
第4天	血海	双穴	辰时巳时 7～11时	30分钟	此时可配合 生化汤
第5天	三阴交	双穴	辰时巳时 7～11时	35分钟	此时可配合 生化汤
第5天	血海	双穴	辰时巳时 7～11时	30分钟	此时可配合 生化汤
第5天	足三里	双穴	辰时巳时 7～11时	30分钟	此时可配合 生化汤
第6天	血海	双穴	辰时巳时 7～11时	30分钟	此时可配合 生化汤
第6天	足三里	双穴	辰时巳时 7～11时	30分钟	此时可配合 生化汤

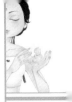

◇4◇·郁怒伤脾型

灸序	穴名	灸催	时辰	施灸量	辅助治疗
第1天	膻中	单穴	卯时 5～7时	30分钟	柴胡20g 通草30g 青皮6g 瘦肉少许
	神阙	单穴		30分钟	
	太冲	双穴		25分钟	
第2天	神阙	单穴		30分钟	
	乳根	双穴		30分钟	
	太冲	双穴		25分钟	
第3天	太冲	双穴	巳时 9～11点	25分钟	
	乳根	双穴		30分钟	
	足三里	双穴		30分钟	
第4天	太冲	双穴		30分钟	此时可配合 逍遥汤加减
	足三里	双穴		30分钟	
第5天	太冲	双穴		25分钟	
	三阴交	双穴		30分钟	
	足三里	双穴		30分钟	
第6天	太冲	双穴		30分钟	
	三阴交	双穴		30分钟	

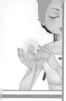

中医特效催乳术

第三篇 灸催疗法

 · 先天禀赋不足型

灸序	穴名	灸催	时辰	施灸量	辅助治疗
第1天	膻中	单穴	卯时 5～7时	30分钟	
	神阙	单穴		30分钟	
	太冲	双穴		30分钟	
第2天	神阙	单穴	酉时 17～19时	30分钟	黄芪30g 炒杜仲30g 龙骨适量
	太溪	双穴		30分钟	
	涌泉	双穴		35分钟	
	太冲	双穴		30分钟	
第3天	太冲	双穴		30分钟	
	太溪	双穴		30分钟	
	涌泉	双穴		35分钟	
	足三里	双穴		30分钟	
第4天	太溪	双穴		30分钟	
	涌泉	双穴		35分钟	
	足三里	双穴		30分钟	
第5天	太溪	双穴		30分钟	此时可配合 催乳验方
	涌泉	双穴		35分钟	
	三阴交	双穴		30分钟	
	足三里	双穴		30分钟	
第6天	太溪	双穴		30分钟	
	涌泉	双穴		35分钟	
	三阴交	双穴		30分钟	

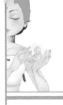

6 · 产后抑郁食欲不佳型

灸序	穴名	灸催	时辰	施灸量	辅助治疗
第1天	膻中	单穴	各时辰皆可	30 分钟	黄芪 30g 柴胡 25g 小公鸡适量
第1天	神阙	单穴	各时辰皆可	30 分钟	黄芪 30g 柴胡 25g 小公鸡适量
第1天	太冲	双穴	各时辰皆可	25 分钟	黄芪 30g 柴胡 25g 小公鸡适量
第2天	膻中	单穴	各时辰皆可	30 分钟	黄芪 30g 柴胡 25g 小公鸡适量
第2天	足三里	双穴	各时辰皆可	30 分钟	黄芪 30g 柴胡 25g 小公鸡适量
第2天	太冲	双穴	各时辰皆可	25 分钟	黄芪 30g 柴胡 25g 小公鸡适量
第3天	膻中	单穴	各时辰皆可	30 分钟	黄芪 30g 柴胡 25g 小公鸡适量
第3天	足三里	双穴	各时辰皆可	30 分钟	黄芪 30g 柴胡 25g 小公鸡适量
第3天	太冲	双穴	各时辰皆可	25 分钟	黄芪 30g 柴胡 25g 小公鸡适量
第4天	太冲	双穴	各时辰皆可	25 分钟	此时可配合逍遥汤加减
第4天	足三里	双穴	各时辰皆可	30 分钟	此时可配合逍遥汤加减
第5天	太冲	双穴	各时辰皆可	25 分钟	此时可配合逍遥汤加减
第5天	三阴交	双穴	各时辰皆可	30 分钟	此时可配合逍遥汤加减
第5天	足三里	双穴	各时辰皆可	30 分钟	此时可配合逍遥汤加减
第6天	太冲	双穴	各时辰皆可	25 分钟	此时可配合逍遥汤加减
第6天	三阴交	双穴	各时辰皆可	30 分钟	此时可配合逍遥汤加减

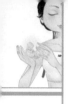

中医特效催乳术

第三篇 灸催疗法

七 灸催注意事项

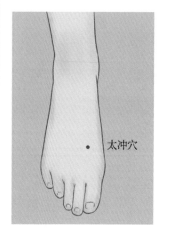

太冲穴

做灸催治疗时，正确的哺乳姿势会直接影响宝宝吸吮出来的乳汁量，催出来的乳汁被吸得越彻底，促泌乳反射越强，灸催的效果就越好。哺乳时含接的位置不对，容易引起乳头发炎或乳汁堵塞，催乳过程中乳汁开始增加，容易产生积乳或乳痈。如果产妇气机郁结不畅，艾灸时间不宜太长，火力不宜太小。如灸催太冲穴用泻法，时间宜短，火力要大，但要避免烫伤，远离易燃物；用补法时，时间宜长，火力不宜太猛、太烫，温和为度。

气血两虚型少乳的灸催治疗中，如产妇是脾气虚不能统血、运化吸收能力下降导致的血虚气虚，可加公孙、合谷。产后抑郁、食欲不佳型灸催治疗的关键是保持愉快心情，坚定信心及充足睡眠，必要时给予心理疏导。产妇出月子后可多交际多散心，更重要的是家属的理解和帮助。

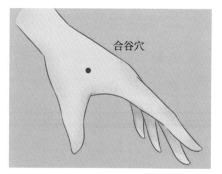

合谷穴

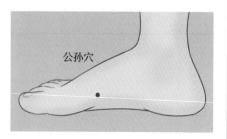

公孙穴

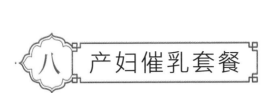

八 产妇催乳套餐

产妇一日六餐，应加餐不加量，少食多餐，粗细搭配。一天2杯牛奶，首选鲜奶，鸡蛋一天2个，豆类多吃，肉类多样化，如猪肉、鸡肉、鱼肉、海鲜类可交替食用。蔬菜水果少量适量，其中白色蔬菜瓜类最为首选，如茭白、金针

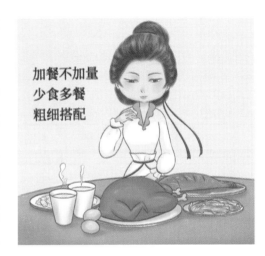

加餐不加量
少食多餐
粗细搭配

菇等，除外凉性蔬菜，如大白菜，还可在乳汁较少的时间段加一次点心，如酒酿煮鸡蛋，也可用当日未喝完的汤来煮面食。

在十多年的临证经验中，我发现产妇泌乳反射从形成至稳固的周期大约七日，为了使泌乳反射在催乳过程中得以稳固，七日催乳汤是我常配合的一种辅助催乳方法，因是食材药膳催乳汤，故很受宝妈的喜爱。

第一天 （黄芪10～20g、通草10～20g、枸杞子10粒）+小公鸡

第二天 （黄芪10～20g、通草10～20g、王不留行10g）+猪蹄7寸+黄豆适量

第三天 （黄芪10～20g、通草10～20g、王不留行10g）+鲫鱼+豆腐1片

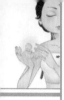
第四天 （通草 10～20g、王不留行 10g）+ 小公鸡

第五天 （通草 10～20g）+ 排骨 + 目鱼干 + 黑木耳适量

第六天 （通草 10～20g）+ 桂鱼或黑鱼

第七天 （炒杜仲 15g）+ 猪龙骨

注：如漏奶或少气懒言，精神不振，乳房软者，以上未加黄芪的膳食可加黄芪 10～20g。

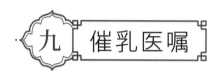

九 催乳医嘱

（1）每次哺乳后应喂宝宝温开水少许。

（2）乳房硬且结块疼痛者，尤其发热者，应少食催乳汤水，禁两日高蛋白饮食，宜清淡饮食，多饮温开水。

（3）两小时排奶一次，宝宝睡着或不吸了，可手法排乳或吸奶器排出，如乳汁不多也需要空排 15 分钟。睡前排空乳汁才可以入睡，夜间哺乳或排空不少于三次。

（4）治疗期间要酌情逐渐减少宝宝的人工喂养量，避免其吸不空乳房乳汁，而致催乳失败。

（5）产妇在治疗期间应保持愉快心情，坚定信心，并保证充足睡眠。务必保持大便通畅，可用芝麻油拌菜或在汤起锅后加入 1～2 汤匙芝麻油。

（6）忌食生冷辣食品，禁饮啤酒及含麦芽精成分的食品，老母鸡、鸭不能食用。如有高热者，温阳大补食品及水果需暂停食用。

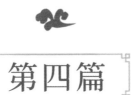

第四篇

"落红不是无情物，化作春泥更护花"
——催乳放血疗法特效应用

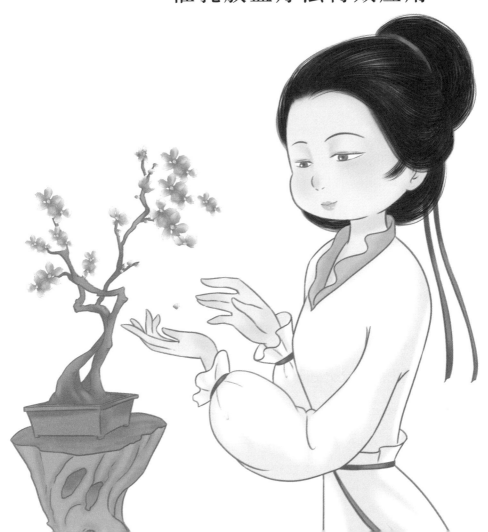

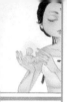
第四篇
催乳放血疗法特效应用

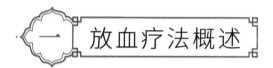

一 放血疗法概述

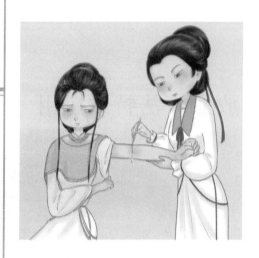

中医的放血疗法是通过从瘀滞的细络或穴位上刺血而祛除邪气以达到调和气血、祛瘀生新、清湿除热、平衡阴阳的目的，适用于"病在血络"的各类产后病证。正常血液的颜色是红色的，从西医的角度去分析的话，颜色鲜红的多是含氧量较高的动脉血，而静脉血是暗红色的。当静脉处于瘀滞状态下，因高度缺氧可呈黑紫色，当内热重时，静脉末端呈紫红色。从中医的角度去看，则是经络气机不调，皮部络脉瘀堵所致，如刺出的血色鲜红，压力大，流速快，多属实证、热证；如刺出的血色暗紫，流速慢，常为瘀血、寒证；刺出的血液清稀多为贫血，是血虚的表现。在中医基础理论的指导下，辨因辨证辨经才可入脏诊治，辨出病邪所藏之处在于哪个细络皮部或穴位中，通过放血将病邪祛除，恢复正气，获得健康。

常有人问我：放血对坐月子的妈妈有危害吗？小儿能放

血吗？正常成人每千克体重含有 70～80mL 的血液，也就是 4000～5000mL 血量，而刺血出血量在 200mL 以下对人体无不良影响，我知道常人献血安全血量多在 200～400mL，而小儿体内的血量按体重比例比成人多，如婴幼儿的发热、夜啼、积食、疳积常可用放血治疗，仅出血几滴，效果快且对身体并无危害。

我在催乳病证治疗过程中，比较喜欢用穴位和浮络放血。那么什么是浮络呢？《黄帝内经》中说："大者为经脉，小者为络脉，再小者为孙络、血络、乳络。"其中浮络就是浮在体表可以看到的小静脉，也是我们下面要做治疗的常用部位。

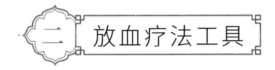

（1）放血笔。

（2）一次性放血针。

（3）75% 酒精棉球。

（4）棉签。

（5）一张牛皮纸。

（6）一双一次性手套。

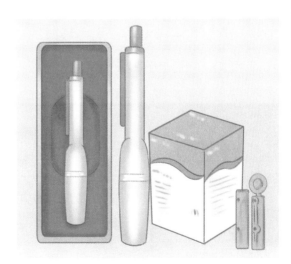

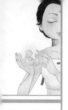
三 放血治疗临证应用

① 放血疗法在乳痈及乳腺增生中的特效应用

很多产妇发生乳痈发热，我除了用大椎、耳尖放血来清热解毒退热外，辨别其证加上相应穴位进行放血，才能事半功倍，不致反复堵塞发热。我们都知道女子的疾病大多与肝有关，乳头亦属肝，因此治疗乳痈必治肝。肝火旺盛或肝气郁结而致乳络不通，多用太冲、膻中放血；乳房属胃，胃火炽盛、胃热积食之乳痈用内庭、曲池放血。另外，胃俞、脾俞、足三里附近的细络点刺放血拔罐也很常用；"诸痛痒疮，皆属于心"，乳痈也属于"疮"，又有"痛""痒"之症，故治乳痈必治心，治心最好的办法便是极泉拍出痧，并在七乳穴上放血。这些放血的部位不可"一锅烩"地全部使用，而是有

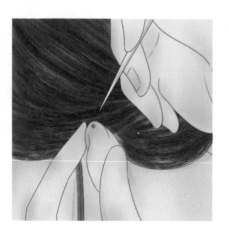

辨证有针对性地选择放血，以免一味想着"祛邪"，却伤了正气。

热盛积乳，恐成乳痈，为了预防或取得良好转归都可以在耳尖放血。耳尖位于耳朵最高点，耳郭对折后正中点处是穴。主治上焦头部各种实热证，也就是西医常说的炎

症。轻者取患侧耳尖，重者取双侧，先消毒耳尖，再用放血笔点刺出血几滴，把黑的血全部挤掉，再擦干净血迹就可以了。

中医认为乳腺增生的病因是肝郁痰凝和冲任失调，其放血疗法与乳痈的治疗完全相同。

2 · 放血疗法在乳缺中的特效应用

少乳多虚证，一般较少使用放血疗法，但是如果产妇是脏腑失和，经络不通，或气机郁结、乳房瘀血、管道不通引起的少乳就不同了。这样的少乳常常越补乳汁越少，就像公路塌方堵塞，汽车都堵在公路上一样，在塌方点未清理疏通开时，如果车子继续往里面开，就会造成更大的堵塞，那么这条公路的疏导时间就会越长，进的车子越多，堵塞得越久。时间长了，这条公路也就不走车子了，因为大家都知道此路不通。"车子"就好比乳汁，公路"瘫痪"就是泌乳反射减弱，管道不通，乳汁无出路，久了就会回乳。

治疗这类少乳需要遵循"先通后补"的原则，疏导开了堵塞点，才能打开催乳补益通道，使得人体补而不滞，达到催乳的目的。就如公路堵塞点疏导开了，不管进多少车子都是顺畅的，这进入的车子就像补益催乳的食材、穴位一样，怎么用怎么有效果。这里说的"堵塞点"并不仅是我们手感上摸得到的乳房管道的堵塞，还包括了脏腑、经络、气机、气血的瘀堵。放血疗法可以打开这些瘀堵，在辨证准确的情况下，效果是显而易见的。一般可以在乳房、足厥阴肝经、足阳明胃经及背部寻找显露的细络放血，也可以

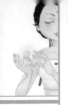

选择相应经络的穴位来放血，如少泽放血。

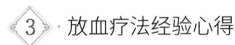

③· 放血疗法经验心得

《黄帝内经素问》中说"刺之血射以黑"，《灵枢经》中说"血出而射者"。这里的"血射""血出而射"都指刺破血络出现喷血的现象，喷血说明这里的压力很高，为什么压力高？堵了才会高压，比如经络堵塞，血流不畅。我们找到堵塞纠结点，不管这个点是穴位还是阿是点，点刺出血就可以解除其压力，如果放血点"血出而射"，只要是辨证辨经辨穴准确，可不必太担心，这是正常现象，出透了，压力没了，通畅了，就不流了。

在进行放血疗法时，病程短、症状较轻、病邪浅，则针刺深度浅些，力度小些；反之则稍加用力，可刺深点儿。由于三棱针的长度不可控，针柄的位置不好握实，且为反复消毒用具，逐渐被自动放血笔所替代。自动放血笔的一次性针头避免交叉感染，针头短安全可控，进针速度快，疼痛小，刺的又都是四肢穴位，因而病人更乐意接受。

④· 刺络的时间在四季也有不同

细络的产生原因在《黄帝内经》中被认为是留血，也就是血瘀而不前，停留的意思，即瘀血。细络并不是四季都很明显的，在最寒冷的1、2月由于寒性收引，毛细血管痉挛收缩而细。最炎热的

7、8月由于热引血而行，气血旺盛，细络就出现得少，在3、4、9、10月份出现得较多。细络的形状有蜘蛛网状、放射状和线状，可见独立一条，也有群生。颜色上大多为深红色、浅紫色、紫色、暗紫色、黑色等。

产妇出现哺乳问题往往是某条经络堵塞或瘀血而致，而产生瘀血的原因有缺乏运动、不当姿势、手术外伤后遗、文胸衣物过紧或寒冷热湿邪入侵等，其中不当姿势包括不恰当的哺乳姿势、睡姿及坐姿。

⑤ · 发生晕针晕血的处理方法

催乳师在放血过程中不能离开产妇，需多观察产妇的表情及状态。如果出现面色苍白、出冷汗、眩晕、心慌、气短、心烦欲呕等症状，应立即停止放血，如上肢放血时，将手举起来，血将立即停止。有拔气罐时应取下气罐，使之平卧，同时安抚并告知产妇这是晕针晕血的表现，属于正常现象。轻者喝点温开水，点按一下内关、人中等穴位就可以了；重者配合吸氧，喝点葡萄糖水，如仍不缓解，应及时到医院就诊。

⑥ · 放血量的掌握

放血量的把握一直以来是中医人讨论的话题，对于放多少血没有统一的操作和评判标准，放多了易伤正气，无法抵御邪气，病情加重或反复发作；放少了又担心刺激量不足，病血出不全，余邪遗

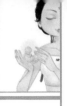

留体内。应该如何把握放血量呢？以下结合我自己的临证体会，把对放血量把握的几点认识和运用分享给大家。

一般取与病情相应且对症的穴位、细络刺血可用较少的出血量取得好的疗效，出血仅几滴即可；如治痈肿疮毒，局部已热瘀互结的乳痈，在挑刺患处周围紫青脉或放背部细络时，则可多选几处刺血，出血量以自然流不出为止，因热而瘀滞其实出血也不多；刺四肢末梢的穴位时，因其对刺激敏感性较强，出血量可少些，效果亦然。比如少商放血出血量仅几滴，其泄胃热、肺热的速度却很快。制污穴的放血在治疗乳头反复溃烂、各种皮肤疔痈肿溃时，有时不出血，只是刺到穴点，效果却也是出奇得快。如发热时刺耳尖、大椎，可适当多放一点血，使热有出处。

放血量的多少也与体质有关。《素问·刺疟》曰："瘦者浅刺少出血，肥者深刺多出血。"体质强弱，气血盛衰的不同决定了放血量应当有区别。寒热实证、体质强壮的病人可以出血多些，才能祛除病邪，而虚证且体弱者放血量过多易伤正，宜少出血。老年人、儿童、血虚产妇，宜少放血。青壮年气血旺盛可多些出血量。经络穴位敏感，自我修复能力强的人，一般刺到对症穴位就会有效果，不一定出多少血量。

从病程长短来看，病程短、病情轻、病邪浅之疾病宜少放血，相反则宜多放几滴血，方见疗效。实证、热证、

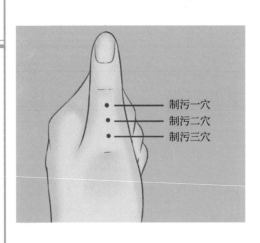

制污一穴
制污二穴
制污三穴

急症一般放血疗效迅速，出血不见得很多，但是却有立竿见影的效果，而寒证、瘀血、疼痛类疾病，就需要疗程与耐心了。

7 · 预防晕血晕针的方法

（1）产妇不能过饥过饱。

（2）产妇不能过度劳累，睡眠不足。

（3）舟车劳顿后应先休息片刻，再行治疗。

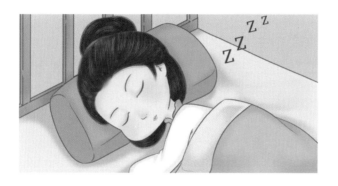

（4）产妇血虚或产时、产后有输血史者不宜。

（5）产妇以前有过晕针、晕血史者不宜。

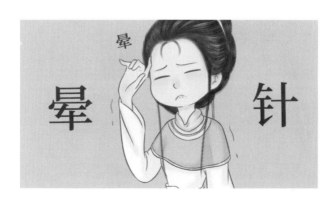

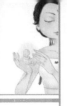

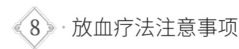

8 · 放血疗法注意事项

（1）严格注意无菌操作。

（2）放血量不可过大。

（3）为了安全，建议催乳师都用家庭式的放血笔，深度可控。

（4）切勿用三棱针、放血针等医疗用具，深度无法掌握，安全系数低。

（5）胸腹部不可放血，以免造成气胸。

（6）有瘢痕的部位不可放血。

（7）放血后可能会出现暂时性低热、恶寒、疲倦或是多梦，属正常现象。

（8）放血部位会有轻微的肿、麻、痛。

（9）放血前后要记得喝温开水。

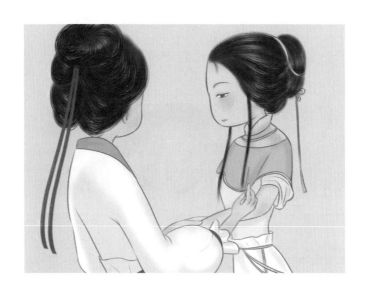

第五篇

"纸上得来终觉浅，绝知此事要躬行"
——催乳师的五步技巧

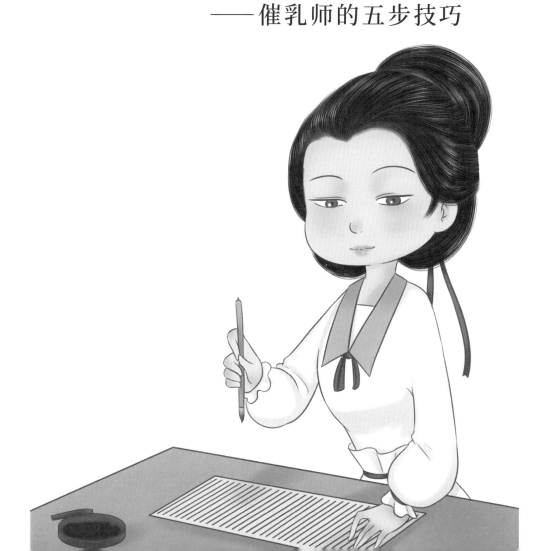

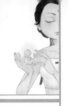
第五篇 ————
催乳师的五步技巧

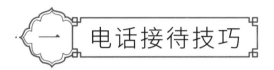
一 电话接待技巧

催乳师五步技巧是我在诊疗过程中总结的具有说服力和专业性的技巧，思维缜密，不仅能提高催乳师在行业中的信誉，树立专业催乳品牌，还能真正帮助催乳师解决在催乳工作中碰到的各种棘手的难题。它包括了电话接待技巧、现场接待技巧、操作过程技巧、催乳结束技巧、催后服务技巧。以下催乳师简称为"师"，产妇简称为"妇"。

电话响了，不应太急着接，可以稍微酝酿一下想说的头几句话，接起来以后一定要带着认真和尊重的态度，用专业的语言交谈。当对方听不太明白

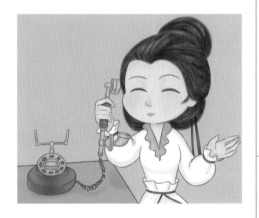

时再稍加解释下即可，解释应适可而止，不可过火，产妇还是不太明白也要停止，一般不会再问，因为你已经回复过了。下面就把接电话的流程和可能碰到的问题做个阐述。

师问："请问有什么可以帮到您的？"

妇问："什么是催乳？"

师答："催乳是通过手法治疗、穴位治疗等方法帮助妈妈们解决产后乳少、乳房胀痛、乳汁淤积、急性乳腺炎等哺乳期乳房问题，帮助妈妈们恢复健康，得以顺利哺乳。"

妇问："催乳怎么做？"

师答："催乳的方法有很多种，根据不同病症辨证选择相应治疗方法，如穴位、经络的点按，乳房手法的排乳疏通，利用艾灸催乳治疗少乳，放血疗法退热，中药调理气血达到催乳的目的等。"

妇问："催乳有效果吗？"

师答："有效！目前催乳的效果达到了 90%，除外特殊情况或不配合治疗的妈妈。"

妇问："可以先做催乳，等有了效果，我再付款吗？"

师答："不行。不过我们的效果已经达到了 90%，疗效可以放心。"

妇问："你这个会不会有效啊？没效怎么办？"

师答："我们的催乳效果都是口碑相传的，疗效很好！一般不会出现无效的。"

妇问："有没有无效退款啊？"

师答："没有的。因为我们已经付出了劳动，而且事实证明我们的催乳成功率很高，不好意思，我们没有提供这方面的服务。"

妇问："一般多久能看到效果啊？要做几次？"（在这里少乳、乳涨回答不一样）

师答："少乳的妈妈经过催乳治疗一般七到十天乳汁足够宝宝吃，并且可以将奶粉替换掉，大多做七天四次就可以了。先天不足

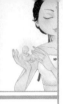

或体质虚弱的妈妈疗程需要适当延长。""乳涨的妈妈一般做一至二次就可以解决问题了，但有些反复堵塞的乳房，则需要多做几次治疗。"

妇问："我的乳头很痛，乳房也有刺痛的感觉，这是怎么回事？"

师答："产后 28 天内的乳头痛大多是哺乳姿势不正确导致乳头皲裂引起的，多发生在初产妇。引起乳头痛的原因还有胃火炽盛、食积郁热、肝气郁结、肝火旺盛等，皆应辨证治疗，不可盲目。当乳房有刺痛的感觉时，热毒已从皲裂的乳头入侵乳房，可导致积乳或乳痈，并常有牵扯痛。"

妇问："我的乳头太短，宝宝不好吸，怎么办？"

师答："乳头内陷或太短宝宝会比较不好含接，吸吮时常反抗哭闹。可以用'胸贴胸腹贴腹'的哺乳姿势来弥补这个缺陷，或者使用乳贴，可较顺利地含接乳晕。在我做过的产妇中也有这种情况的，都能完成母乳喂养。"

妇问："我的乳头太粗，宝宝含不住，怎么办？"

师答："你的宝宝有多重？如果足六斤，就不用担心了，注意采用'胸贴胸腹贴腹'哺乳姿势就可以含住了。如果不足六斤重也不必担心，宝宝吸吮力比较弱，嘴也小，可以先乳房亲自哺乳，再用吸奶器吸出来汤匙喂，直到宝宝足六斤，就可以直接亲喂了。"

妇问："乳房里有一个硬块，有点痛，宝宝吸了，吸奶器也吸了，消不下去，怎么办？"或问："整个乳房都硬硬的，痛得不能碰，吸奶器吸不出奶水来，要怎么办？"

师答："这种情况是因为乳腺管道堵塞了，乳汁出不来而积下来的奶块。中医说'不通则痛'，堵塞就会产生痛感，做通乳治疗可以预防乳痈，也就是我们常说的急性乳腺炎，通过专业的按摩手法及穴位点按就能把乳腺管疏通，乳汁即可顺利出来。"

妇问："乳房软软的，一天也感觉不到涨，没什么奶水，怎么办？"

师答："您这是少乳的表现，需要做催乳治疗。一般少乳是气血虚引起的，通过刺激穴位来调理气血，可达到催乳的效果，也可做艾灸催乳或手法催乳。这需要根据您的具体情况辨证选择适合的治疗方案。"

大千世界，什么样的人都有，因为我们面对的是一个群体，而不只是一种人，因此难免会碰到一些性格古怪、疑心较重或不尊重他人的人打电话来询问。在医者的心中，不管是什么样的人来诊咨询，都说明他们发出了求助的信号，此时他们就是弱者，是需要帮助的人。我们所要做的只有耐心解答、百问不厌、微笑智慧地应答，始终保持专业催乳师应有的风度和专业形象，那么再困难的问题就不再难了。

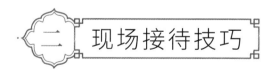

二 现场接待技巧

催乳师不管是到产妇家里，还是到医院做催乳服务，首先要注意的是形象，应穿着得体，不可穿着暴露或穿奇装异服，可选择职业时尚装。到了催乳现场，催乳师应敲门而入，面带微笑或轻轻点

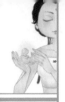

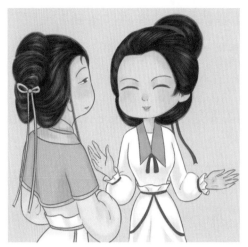

头走到产妇床边，告知产妇或是家属自己是谁，是来帮她解决乳房问题的。

在操作开始前，催乳师应认真细致地进行一些问诊、望诊和触诊，中医师还可配合脉诊。一般问诊的同时就可以配合望诊和触诊一起进行，结束后再从专业的角度去分析产妇的问题，切记：没有调查就没有发言权！不可急着回答或解释问题，那样有可能会导致分析有误，甚至出现前后问题回答矛盾，而让自己的专业性受到质疑，因此一定要先进行操作前询问和诊查。

望诊内容包括观察产妇面色、唇色、情绪表情、乳房及乳头大小、乳房是否对称、乳头有无皲裂和内陷、皮肤有无红肿等；触诊内容包括触摸乳房是软还是硬、有无肿块及肿块大小、有无疼痛及挤压乳晕后乳汁的质和量等；问诊内容包括问产妇一般情况，如顺产或剖宫产、足月产与否、恶露多少、情绪如何、一胎或二胎及新生儿情况、是否哺乳过、什么时候哺乳等。以下为详细问答讲解。

妇问："我这个是什么原因引起的？"

师答：（根据诊查判断其病因，可参考以下内容回答）

妈妈方面

（1）先天禀赋不足或产后体质虚弱，气血不足，脏腑失和。

（2）产后开奶不及时，一般建议产妇在产后半小时开始哺乳，不超过 2 小时。

（3）乳房发育不良，乳头内陷等。

（4）身心疲累、睡眠不足和精神压力导致。

（5）哺乳姿势不正确，哺乳方法不合理。

（6）饮食和起居习惯不合理。

（7）经常穿着化纤或掉毛内衣，纤维毛入侵乳管。

（8）家族遗传倾向，环境污染。

（9）滥用避孕药，内分泌紊乱。

（10）由于不可抗拒的因素，产妇无法哺乳。

宝宝方面

（1）宝宝吸吮能力不强，如早产儿吸吮力不足。

（2）宝宝健康问题或不在身边哺乳。

妇问："催乳痛吗？"

师答："乳涨做手法时会有点痛，但是大部分的妈妈都能接受，长痛不如短痛嘛。"（这样的回答让产妇有个心理预期，痛阈上升，做手法时反而不那么痛了）

"少乳做催乳手法时一点也不痛，如果配合针灸治疗，会有点像蚊子叮的痛，怕痛也可以用灸催疗法来调理穴位，效果一样很好。"

妇问："做完了以后，会不会再发生这样的情况？"

师答："只要做好我交待的注意事项，一般不会的。但因乳腺管还没有恢复到正常状态所以还是比较容易再受伤的，如果没遵医嘱

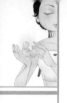
的话，就有可能再发生这样的情况。"

妇问："做完催乳，我怎么知道有效果了呢？"

师答："宝宝吸奶时不哭了，吸完奶爱笑或能睡着就说明吃饱了，且奶粉可以替换掉就说明有效果。"

妇问："做完通乳，我怎么知道有效果了呢？"

师答："如果是乳涨乳房很硬，且会痛，一般做完通乳，乳房的硬块就会消失，疼痛感也会越来越小，但因涨乳的管道膨胀受损，需要时间修复，乳管的内径因淤积乳汁刺激而增生肥厚，所以摸起来还有一个较软的肿块在乳房上，有点余痛，不摸它一般感觉不到痛，这是正常现象，不必担心！恢复快的妈妈两三个小时就没事了，慢的最多两三天也可以恢复正常。"

妇问："通乳后是不是乳汁就会多起来？"

师答："通乳主要是把淤积在乳管里的乳汁通出来，会不会多就要看你恢复得快不快了。有的妈妈因为乳涨严重，时间长，有可能会出现轻微涨回乳，出现乳汁减少的现象。这只是暂时的，一般通完乳，产乳通道顺畅，三五天产乳就会慢慢恢复正常。也有个别妈妈恢复不起来的，就需要做催乳治疗了。"

妇问："我的奶水一边吃，一边流，是不是有很多奶？可为什么我的宝宝奶还不够吃？"

师答："这种情况临床上我们叫乳汁自溢，并不是乳汁多的表现，是气虚无法固摄住乳汁在房皿内，一般乳房较柔软，乳汁自流，当宝宝要吸吮时，已流得差不多了，这就是乳汁不够吃的原因。"

妇问："我的乳房一边好吸，一边不好吸，宝宝偏吃一边，怎么办？"

师答："每个宝宝都有比较喜欢吸的一边，有的是因为妈妈一边抱得更顺手，宝宝舒适，吸奶时轻松好吸；有的是因为一边乳房较堵塞，乳汁不通、量较少或是乳头长短大小不一。这种情况一定要交替哺乳，纠正病因，对症治疗就可以了。"

妇问："宝宝习惯了吸奶瓶，不吸母乳怎么办？"

师答："一般宝宝习惯吸奶瓶大多是因为第一次喂哺时用了奶瓶造成的，当吸母乳时触觉上和塑料乳头不一样，并且没有奶瓶好吸，宝宝就会产生抵触情绪，这就需要妈妈和家人一起配合，将奶瓶收起来，只让宝宝吸母乳，当不够饱时，用汤匙补足就可以了。"

妇问："小三阳患者可以喂奶吗？"

师答："做过乙肝检查没有传染性一般是可以喂奶的，如果乳头有破裂出血的情况，就要暂停哺乳，等乳头好了再喂。"

妇问："宝宝一直拉肚子，跟我的奶水有关吗？"

师答："有可能是宝宝自身的原因，也有可能是妈妈的饮食问题，不排除有母乳性腹泻的可能性。先调整饮食，避免吃老酒、海鲜等易致腹泻的食物，如没有缓解，再考虑停两天母乳看一下，如果仍不缓解，就是宝宝自身的问题了，需要找儿科医生看看。"

妇问："乳腺增生会影响我喂奶吗？"

师答："会的，乳腺小叶增生比较容易导致管道堵塞，哺乳不畅，因此要多注意两个小时排奶一次，确保乳汁通畅，睡前记得排空乳汁再睡，一般没什么问题的。如有硬块疼痛，就要及时通乳。"

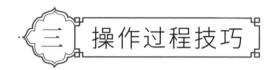

三 操作过程技巧

　　诊查完成后应先告知产妇是什么原因引起的乳涨或少乳，并预先告知有可能产生的各种情况，让产妇心里有所准备，注意医患沟通技巧，多分析多关心，达成较高配合度，以免影响通乳或催乳效果。

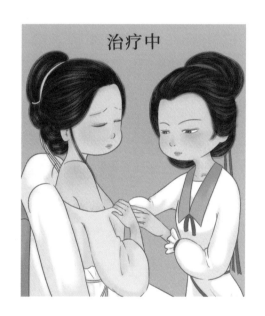

治疗中

　　（1）手法操作应注意动作连贯、轻柔、准确，并且娴熟专业。

　　（2）操作过程中切忌心急，先热敷至乳房软且微红热，再做手法；较硬难做的或疼痛厉害的肿块可多热敷，兼做手法，水温需要注意根据不同乳房情况而定，以免炎症扩散。除手法轻柔外，还应注意在做手法的同时安慰和鼓励产妇，可适当转移话题，聊一些关于宝宝的事，或生宝宝的过程等。

（3）一般在治疗的过程中经常会碰到妈妈们很着急的状态，尤其是初产妇，这是正常的。催乳师应主动表示理解，并安慰其不要着急，积极关心帮助她们解决问题。切忌不能被妈妈或其家属的情绪或问题所累，催乳师应主动掌控诊疗局面，分析解决问题。

[1] 乳涨产妇问答集锦

妇问："催乳师，我这个是什么原因？为什么会这样啊？"

师答："这是由于乳管堵塞引起的乳涨，宝宝不易吸出乳汁，且乳涨会导致轻微回乳。当务之急先做通乳，确保乳管通畅，预防乳痛、回乳的发生。如果通了以后，乳汁少，那就有可能是涨回了，到时再做催乳治疗。"

妇问："通奶了也不会马上有奶吃吗？要是涨回了怎么办？"

师答："通了奶不可能马上有奶吃，但是宝宝吸奶时会通畅很多，轻松很多。大部分人做了通乳，管道通畅了，产奶顺利，身体状况不错的产妇奶水慢慢就会恢复正常或增多。但是也有部分人因为涨回的奶水过多，或身体恢复较差，奶水就会减少，只做通乳不够，可加做催乳调理。在这之前，奶水如果不够吃可以适当冲点奶粉补充，但一定要先喂空妈妈的母乳后再冲，等待奶水恢复。"

妇问："通乳后一般多久能恢复正常呢？"

师答："一般正常是七到十天的恢复期，有的只要两三天就能恢复产乳。如果通乳后第三天乳汁没有增多的迹象，就要及时做催乳治疗。如果硬块很多，堵得比较厉害，可能一次做不彻底，可多做

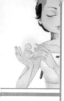
两次通乳治疗。"

妇问："我这硬块怎么还痛呢？好像硬块还在？"（一般不要等到产妇问这个问题才回答，在操作过程中就要主动先分析解释给产妇听，让其有个心理预期，良好及时的沟通会让产妇和家属觉得催乳师很专业，有预见力）

师答："通乳做完以后，疼痛感还在是正常表现，这种疼痛叫余痛。一般不碰它是不太能感觉到的，而存在的肿块是因为涨乳的管道膨胀后不能马上恢复原来的形态，留下的空囊！一般需要两三天恢复，快的几个小时就没事了。"

妇问："那你走了，我等会儿是不是又会恢复到刚才那种涨奶的情况呢？"

师答："不会，你的担心可以理解，只要你按我交待的事项做好，就不会像刚才那样乳涨了。"

[2] 少乳产妇问答集锦

妇问："我的乳房怎么软软的？"

师答："你这是乳汁生化不足，气血两虚的表现，乳汁由气血生化，因此乳汁不足，宝宝不够吃。"

妇问："我的乳头为什么刺痛？"

师答："乳头皲裂、白点、湿疹或发炎都会引发刺痛。如伴有胸胁满闷、腋下刺痛、肝气郁结、情绪焦躁等症状，则是肝经的问题，因乳头属肝。"

妇问："乳头太短了，宝宝不爱吸，怎么办？"

师答："乳头太短或凹陷，可利用穴位治疗尽量纠正，再让宝宝含在乳晕上就可以吸到大量的奶水，一定要注意纠正哺乳姿势，宝宝才能轻松地含到乳晕。"

妇问："我怎么吃了那么多，还是没奶？"

师答："如果催乳的饮食已经吃很多，乳汁仍然无法增加，那就是体质问题，需要调以食疗，配上穴位才能达到催乳效果。"

妇问："我什么时候会有奶够宝宝吃？"

师答："催乳是一个循序渐进的过程，一般需要七到十天，才能完全恢复。"

妇问："有奶了，不催了，会不会又没奶？"

师答："一般不会。只要注意饮食，采用正确哺乳姿势，睡前或哺乳后排空乳汁，保持心情愉快，注意休息就可以了。"

妇问："宝宝老是吐奶，是怎么回事？"

师答："宝宝的胃是呈水平直且浅的状态，喂奶量过多过频就会导致吐奶，应少食多餐。如喂奶量不多还吐奶，考虑是宝宝衣物过紧或是哺乳完有空气残留在胃内，只需要松松衣服领子或腰间带，并注意在哺乳结束后，竖起拍嗝。"

四　催乳结束技巧

催乳结束后要注意交待注意事项和纠正哺乳姿势、指导吸奶器使用要点和步骤，并提醒吸奶器替代不了宝宝的吸吮力，还是要先

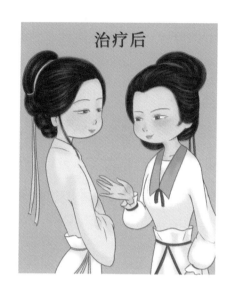

治疗后

让宝宝吸奶，再用吸奶器吸出剩余乳汁。如果不好吸，可能是吸奶器漏气或是乳管还没有完全恢复的缘故。这只是暂时的，一般两三天恢复了就会好吸。如果不好吸可以先用热水敷在大包穴 10 分钟，再用吸奶器，只要每隔两个小时有吸出一些奶来，不管多少，乳房都是安全的，不会再像先前那样涨奶。前提是妈妈要保持心情愉快，不可急躁、焦虑。如果较为严重的涨乳，应按情况交待，如有可能会发热，应让妈妈和家属早做预防，多喝温开水。因为有一些乳痈早期的产妇在接诊时刚好处于体温上升期，在做完手法后体温还会继续上升，应提前说明情况早做准备。宝宝不在身边的妈妈，务必做到规律排乳，每日三次的乳头刺激，等宝宝回到身边后，及时哺乳。

五　催后服务技巧

　　催乳师应主动及时回访，关心疗效，解决可能出现的配合方面的困难。如为产妇主动打电话咨询，接到电话应沉着稳重，轻松应对。催后服务一定要微笑对待，理解安慰，专业回应。催乳师了解到是哪位产妇后，应先关心其催乳治疗情况，然后逐步解决问题，也许有的产妇需要进一步做催乳服务。

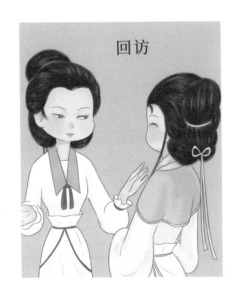

回访

　　妇问："我怎么感觉又涨奶了，好像硬块又出来了，有点痛。这是怎么回事？"

　　师答："这是乳腺管还没完全恢复正常的表现，管道现在处在膨胀状态，只要长奶，管道就会充盈膨胀起来，刺激到还未恢复的管

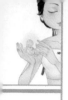

壁。但是这种肿块较以前的肿块软，不用担心。"

妇问："吸奶器还是吸不出来，是不是还没通啊？会不会又涨起来？"

师答："管道尚未恢复前，管壁是比较厚的，吸奶器不好吸。并不是没有通，只要每两个小时吸奶一次，不管量多还是少，一般是不会涨起来的。"

妇问："大小奶了，怎么办？"

师答："大小奶是因为哺乳不均引起的，只要记得交替哺乳就可以纠正，一般需要一两个月的时间恢复，恢复后应坚持交替哺乳。"

妇问："我发烧了，还可以喂奶吗？"

师答："在不超过 38.5℃的情况下，没有吃抗生素或其他药物是可以的。"

妇问："母乳性黄疸，还能喂奶吗？怎么鉴别呢？"

师答："很遗憾不能哺乳。只要暂停哺乳 3 天以上，宝宝不再黄疸，吸了母乳宝宝马上出现黄疸，基本就可以确定。"

第六篇

"时人不识凌云木，直待凌云始道高"
——催乳师的锦囊妙计

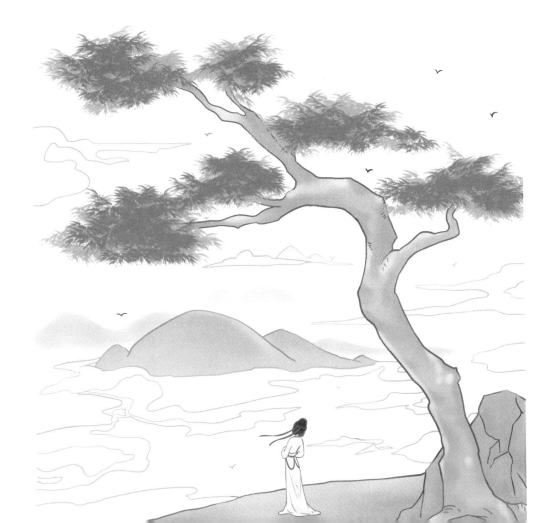

第六篇 ———

催乳师的锦囊妙计

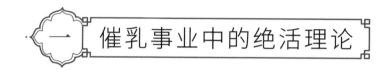

一 催乳事业中的绝活理论

小王："黄医生，我们做催乳服务最核心的是什么？"

黄医生："首先找到属于自己的催乳绝活，并练到炉火纯青，不可朝三暮四，盲目跟风学习。再者把自己的绝活让尽可能多的朋友、孕妇、产妇知道并且让她们感受到。"

小王："我现在就想快速让自己的催乳事业赚钱，也不想练什么绝活。能不能把你的经营诀窍直接教给我呢？"

黄医生："没有属于你自己的催乳绝活，靠一些经营技巧确实也能让你增加收入，但这一切收入都是暂时的，不会太长久。这就好像你现在的处境，催乳绝活加营销技巧才是正道。"

小王："我如何发现我的催乳绝活？我现在需要做什么？"

黄医生："今晚入睡前请你静静地思考一下，你的优点是什么？你的兴趣是什么？你最喜欢做什么？遵循自己的本心，顺应自己的本来的样子，练就属于自己的绝活，从而立足催乳领域。"

很多催乳师，怎么也想不明白，明明自己很努力，不怕苦不怕累不怕晒，还是没找到属于自己的方向，每天都很匆忙。想想几十年后的自己，操劳了一辈子，突然发现自己从来没去仔细追寻过梦想。

敢于停下来思考的催乳师，才有可能成大器。一切的成功，都是精心策划出来的。策划自己的人生，需要思考，需要时间，需要心无杂念。

附 1：少乳增乳方

组成：党参 20g，当归 9g，木通 5g，漏芦、王不留行、甘草、天花粉各 6g。

加减：气血虚甚者，加黄芪 10g，桔梗 5g；肝郁气滞甚者，加白芍 9g，川芎、青皮、柴胡、通草各 6g；食欲不甚者，加神曲 9g；肝郁气滞有热者，加黄芩、金银花各 3g。

临床体会：少乳方在早晚空腹温服效果更佳。

附 2：乳痈散结方

组成：柴胡、赤芍、青皮、牛蒡子、天花粉、皂角刺、生甘草各 10g，黄芩、连翘各 12g，蒲公英、瓜蒌各 30g。

加减：肿痛甚加制乳香、没药 10g；肿块坚硬加三棱、莪术 10g；成脓未溃者重用皂角刺 40g；加穿山甲（现用代用品，如王不留行）10g；恶露未尽加益母草 10g；血虚加当归 10g；气虚加黄芪 15g。

临床体会：用过青霉素治疗的乳痈易留硬结。

小王："这些经验方直接就能用吗？"

黄医生："丝毫没有保留，剂量也在上面，在医师的指导下可以参考使用。"

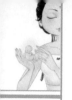
小王："我只是一个月嫂，出身比不上那些专业医生。如果我能打造出属于自己的"绝活"，就一定能走出属于自己的人生，未来我一定是最耀眼的催乳专家。"

黄医生："有魄力！一个人最幸福的事，就是把自己的兴趣变成了自己的事业。"

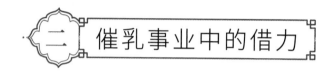

二　催乳事业中的借力

小王："黄医生昨晚你讲的通过借力发展自己的催乳事业，能再详细讲一下吗？"

黄医生："当你明确了自己的方向，计划了自己的人生，一切就会变得特别简单。借力也就是借助别人的力量来发展壮大自己的催乳事业。很多催乳师觉得做催乳事业就要靠自己，其实错了！不是说自己脑海中有一个想法，然后就一个人独自去实现它。从此以后要改变这种想法，想要帮助更多的人，就需要让更多人加入你的事业，助力你的事业。

'成功的催乳师必须使用借力'，这是催乳事业中的重要策略，你必须学会使用。一个人的奋斗是孤独的奋斗，是一种艰难痛苦的挣扎。永远不要认为催乳是一个人的事，所有催乳师都将是你的竞争对手，所有人都希望从你那里'抢一块蛋糕'，要知道没有助力的贵人，连拥有这块蛋糕的资格都没有，又何来'抢蛋糕'一说呢？蛋糕那么大，共享才能拥有，分享才是快乐。找到这些有能力获得蛋糕的人，向他们描绘一个共同美好的蓝图，告诉他们'帮助我，其实就是帮助你自己'，这并不矛盾。当有了这种思维模式，你才能'借力'。

比如，一些母婴用品店、婴儿游泳馆、妇产科宣教室，她们都有帮助妈妈们顺利渡过哺乳期的愿望，可以为她们开展一个母婴健康大讲堂，讲解一些母婴孕产知识。

还有当地知名的论坛贴、微信社群、车载广告也是相当不错的。

看到的人不一定自己需要，但是你的催乳机构名称每天温暖地出现在他们面前，当有需要时便能第一时间想到找你，知名度的普遍覆盖是一种长期而有耐心的投资。

在这个世界上，不管你的梦想是什么，至少有一个人跟你同频，和你拥有类似的梦想，你要做的就是找到她，开创共同的事业。"

小王："哎，原来我想五天就回家，今天看来还得再打扰你一周。一定要把你的这些营销的理念、策略、工具全学回去。"

黄医生："具体要看今后的落地情况，现在催乳领域里研究发明技术的人很多，民间也有好多奇人异士。要说借力的话，向她们学习进修技术也可以算是一种借力，而不是自己闭门造车。"

小王："要成名既然要有绝活，你们这里的催乳绝活是什么呢？"

黄医生："筋节点消痛手法、七乳穴放血就是我们的催乳绝活。"

小王："看来我要马上打造我的绝活，该静下来好好想想了。"

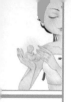

附1：乳腺增生验方

组成：夏枯草、麦冬各 20g，浙贝母、郁金、桃仁、沙参、益母草各 15g，生牡蛎 25g，墨旱莲 18g，紫苏子、青皮、陈皮、橘核各 10g，当归、白芍各 12g，半夏 9g。

加减：肿块硬加三棱、海藻各 10g；疼痛剧烈加乳香、没药各 10g；冲任失调加淫羊藿、菟丝子各 12g。

临床体会：轻度乳腺增生患者月经前 7 天用药，经期停药，连用 3 个周期。中度乳腺增生患者连用三个月。重度患者只要不影响月经可以一直用。过敏或有出血倾向的患者禁用。

附2：回乳速达方

组成：蒲公英、神曲、炒麦芽各 60 克。

水煎服，早晚各一次，饭前 1 小时空腹服用。海鲜、高蛋白、催乳食品禁食，乳头不能刺激。

临床体会：回乳过程中出现涨硬疼痛，可以自行排出三分之一的乳汁，不可排空，否则容易断乳延长或无法断乳。

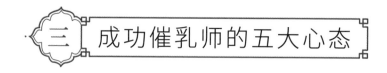

三 成功催乳师的五大心态

小王："黄医生，你感觉一个成功的催乳师应该有什么样的心态？"

黄医生："要想让我们的催乳事业获得成功，首先就要调整、完善、升华自己的心态。所谓心态，指的是一个人在思想观念支配下的为人处世态度和心理状态的总和，是一个人内存和外在的东西和谐统一。

我们所做的催乳事业，是帮助产妇解除痛苦、带来健康，把笑声、欢乐、幸福送到千万家，是功德无量、普渡众生的事业，是利国利民利己的事业。但如果心态不正，纯粹以蒙骗患者为导向，就很难做大做强自己的催乳事业，甚至会起到破坏作用，成为自己催乳事业前进的绊脚石。"

做好催乳事业首先就要从树立良好的心态开始。具体来讲，必须具备以下心态。

① · 学习的心态

学习是最好的投资品，合理利用时间，可以获得最大的回报。学习是世界上"最占便宜"的事情，在网络上花 1～2 个小时，在面授技术的几天里就能学到别人反复打磨、几乎为毕生的经验。但凡成功的催乳师都是虚心好学的人，在学习中给自己补充能量，因为她们明白得先有输入，才能输出。

② · 感恩的心态

感恩是中华民族的传统美德，只有懂得感恩的催乳师才是富足的人。我们一定要有感恩的心态，感恩一切，包括感恩坎坷、困难和我们的敌人。任何事物都不是孤立存在的，没有周围的一切就没有你的存在。感谢你所有的老师、学友、患者，是她们共同的催化作用下才使你走向成功。

③·主人翁的心态

我们不是给别人打工，我们是干自己的事业，实现属于我们的人生价值。至于事业想做多大，想做多久，全在于你的心态。如果决定不轻易放弃，你就不会有依赖思想，出现困难和挫折的时候就不会归因在别人身上，自然会做到求己之因，改而勉之。一种责任感、使命感便会由然而升，你就会想方设法变压力为动力，并全力以赴，不达目的誓不罢休。

古往今来，成大事者无一不是艰苦奋斗的。成功的路上总是有许多拦路虎，为了老人、孩子、家庭、社会，为了不辜负自己的努力和曾经的青春，这点困难又算什么？当你坚定信心地去面对困难与挑战，乐观积极的心态就会为成功找到方法。

④·付出的心态

付出与收获是一种因果关系，也就是舍得的关系。舍就是付出，舍的本身就是得。小舍小得，大舍大得，不舍不得，不愿付出的人，总是省钱、省力、省事，最后把成功也省了。

催乳事业是一份我为人人、人人为我的事业，我们的成功是建立在给女性带来健康的基础之上，把眼光放长远一点，要有舍得的心态、为人父母的心态。

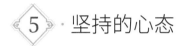

5 · 坚持的心态

成功的唯一途径就是坚持不懈地向着一个目标前进。只是一味地坚持而没有固定目标，就像猴子掰玉米一样，最后什么也没有获得，白白吃了苦。成功的催乳师，是在多数懦弱的人因失败而摘下头盔时，仍勇于抵抗前行的人，困难挫折正是成功路上的指路牌。

小王："心态如此重要，我原来遇到困难就想改变方向，哪个领域都学过，总觉得力量还是发挥不到最大。"

黄医生："对的，这就是坚持的真正含义。"

附 1：乳头皲裂速效外用方

组成：生石膏 30g，冰片 5g，麻油 15mL。

做法：石膏和冰片研末，将麻油熬沸离火，搅拌加石膏，冷却至 50℃时加冰片成膏。一般 2～3 天可愈。

附 2：乳痛消结外用方

组成：金银花 50g，蒲公英 50g，皂角刺 30g，全瓜蒌 18g，甘草 10g，白芷 12g，王不留行 10g，浙贝母 15g。

临床体会：前四种是主药，须重用，不可删减。金银花、蒲公英用 50g 以上，其他可以常量随证加减应用。

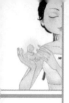

附 3：气血两虚方

组成：黄芪 40g，当归 12g，白芍 15g，王不留行 15g，炙穿山甲（可用代用品皂角刺，下同）10g，桔梗 9g。

加减：漏奶严重者加路路通、通草、漏芦各 12g；血虚严重者加阿胶 10g 烊化；恶露不尽加益母草、蒲黄各 10g。

临床体会：服药期间多服鱼汤类食品。

附 4：肝气郁结方

组成：通草 20g，王不留行 15g，穿山甲、桔梗、路路通、当归、漏芦各 10g，柴胡 12g，川芎 6g。

加减：乳房胀硬有包块，情绪抑郁者加青皮、白芷；乳房胀者，有热感者加蒲公英、连翘；乳房不胀、柔软无乳者去柴胡、川芎、漏芦，加党参、黄芪、麦冬、熟地黄，并猪蹄 1 对（七寸）。

附 5：肝肾两虚方

组成：黄芪 30g，当归、熟地黄、麦冬各 12g，穿山甲、王不留行各 10g，桔梗 6g，黄精 6g，炒杜仲 20g。

临床体会：可与猪龙骨汤兑服。

附 6：先天不足方

组成：黄芪 30g，当归、熟地黄、麦冬各 12g，穿山甲、王不留行各 10g，桔梗 6g，鹿角霜 10g，巴戟天 10g，炒杜仲 20g。

临床体会：可与羊肉汤兑服。